AF362208

JOSÉ ANTONIO CAMACHO CONDE
JOSÉ MANUEL GALÁN LÓPEZ

APOYO EN LA RECEPCIÓN Y ACOGIDA EN INSTITUCIONES DE PERSONAS DEPENDIENTES

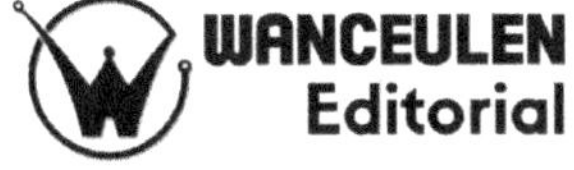

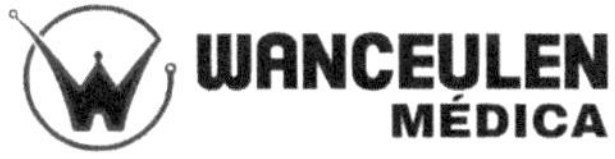

Título: APOYO EN LA RECEPCIÓN Y ACOGIDA EN INSTITUCIONES DE PERSONAS DEPENDIENTES
Autores: JOSÉ ANTONIO CAMACHO CONDE Y JOSÉ MANUEL GALÁN LÓPEZ

Editorial: WANCEULEN EDITORIAL
Sello Editorial: WANCEULEN MÉDICA

ISBN (Papel): 978-84-18262-44-9
ISBN (Ebook): 978-84-18262-45-6

DEPÓSITO LEGAL: SE 750-2020

Impreso en España. 2020

WANCEULEN S.L.
C/ Cristo del Desamparo y Abandono, 56 - 41006 Sevilla
Dirección web: www.wanceuleneditorial.com y www.wanceulen.com
Email: info@wanceuleneditorial.com

El Certificado de Profesionalidad, regulado por el Real Decreto 34/2008, de 18 de enero, es el instrumento de acreditación, en el ámbito de la Administración laboral, de las cualificaciones profesionales del Catálogo Nacional de Cualificaciones Profesionales adquiridas a través de procesos formativos o del proceso de reconocimiento de la experiencia laboral y de vías no formales de formación.

Estos certificados acreditan el conjunto de competencias profesionales que capacitan para el desarrollo de una actividad laboral identificable en el sistema productivo sin que ello constituya regulación del ejercicio profesional. Los certificados de profesionalidad tienen asociadas unidades de competencia que contienen un módulo formativo que, a su vez, tiene asociadas unidades formativas.

El elemento mínimo acreditable es la **Unidad de Competencia.** La suma de acreditaciones de las unidades de competencia conforma la acreditación de competencia general.

Una **Unidad de Competencia** se define como una agrupación de tareas productivas específica que realiza el profesional. Las diferentes unidades de competencia de un certificado de profesionalidad conforman la **Competencia General,** definiendo el conjunto de conocimientos y capacidades que permite ejercicio de una actividad profesional determinada.

Cada **Unidad de Competencia** lleva asociado un **Módulo Formativo,** donde se describe la formación necesaria para adquirir esa **Unidad de Competencia,** que puede dividirse en **Unidades Formativas.**

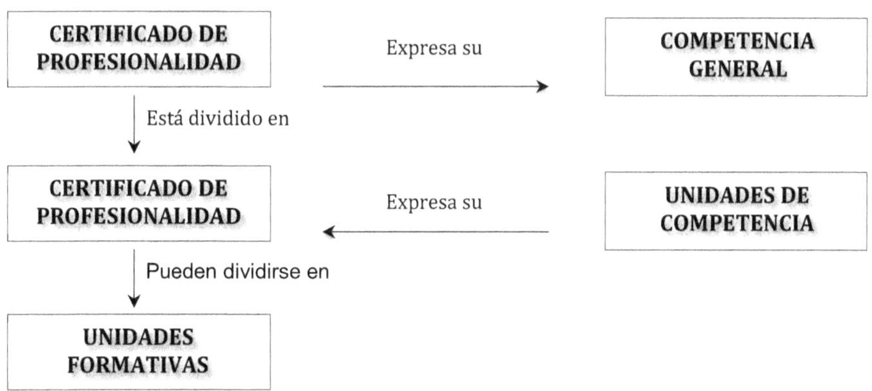

El presente manual desarrolla la Unidad Formativa **UF0127: Apoyo en la recepción y acogida en instituciones de personas dependientes,**

incluida en el Módulo Formativo **MF1016_2: Apoyo en la organización de intervenciones en el ámbito institucional,**

asociado a la unidad de competencias **UC1016_2: Preparar y apoyar las intervenciones de atención a las personas y a su entorno en el ámbito institucional indicadas por el equipo interdisciplinar,**

del Certificado de Profesionalidad **Atención sociosanitaria a personas dependientes en instituciones sociales.**

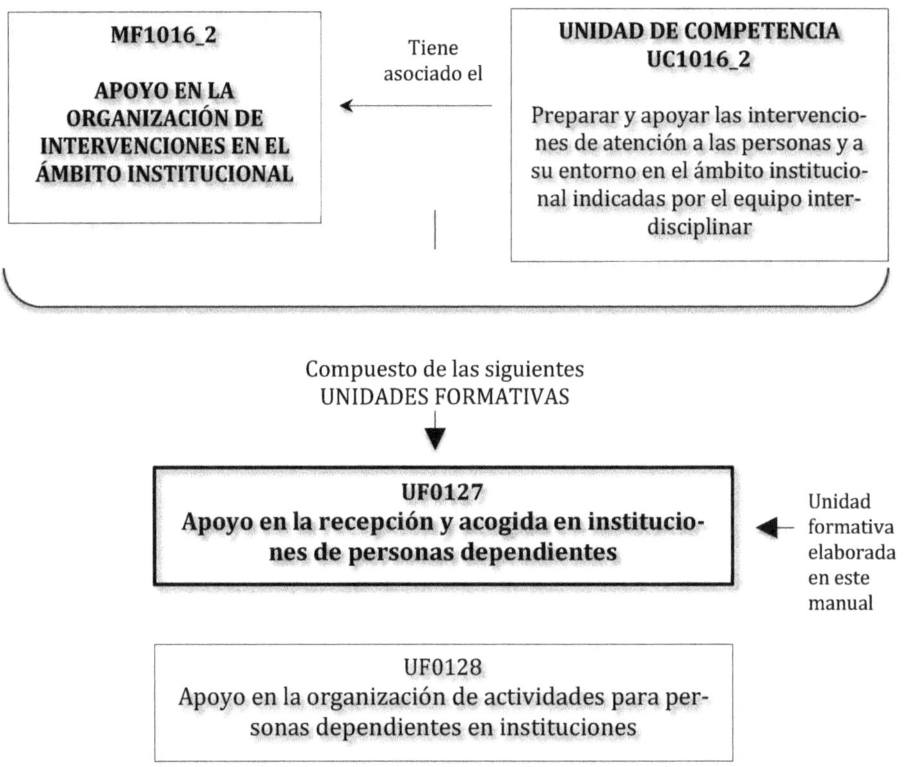

El profesional de atención sociosanitaria de atención a personas en situación de dependencia en instituciones recibirá los recursos didácticos necesarios para poder ejercer posteriormente su actividad profesional. El Certificado de Profesionalidad capacita para ejercer en el ámbito público o privado, en centros o equipamientos que presten servicios de atención sociosanitaria: centros residenciales, centros de día.

FICHA DE CERTIFICADO DE PROFESIONALIDAD

(SSCS0208) ATENCIÓN SOCIOSANITARIA A PERSONAS DEPENDIENTES EN INSTITUCIONES SOCIALES (RD 1379/2008, de 1 de agosto, modificado por el RD 721/2011, de 20 de mayo, modificado por el RD 625/2013, de 2 de agosto)

COMPETENCIA GENERAL: Atender a personas dependientes en el ámbito sociosanitario en la institución donde se desarrolle su actuación, aplicando las estrategias diseñadas por el equipo interdisciplinar competente y los procedimientos para mantener y mejorar su autonomía personal y sus relaciones con el entorno.

NIV.	Cualificación profesional de referencia	Unidades de competencia		Ocupaciones o puestos de trabajo relacionados:
2	SSC320_2 ATENCIÓN SOCIOSANITARIA A PERSONAS DEPENDIENTES EN INSTITUCIONES. (RD 1368/07 de 19 de octubre de 2007)	UC1016_2	Preparar y apoyar las intervenciones de atención a las personas y a su entorno en el ámbito institucional indicadas por el equipo interdisciplinar.	• 5129.003.0 Cuidador de minusválidos físicos, psíquicos y sensoriales. • Cuidador de personas dependientes en instituciones. • Gerocultor.
		UC1017_2	Desarrollar intervenciones de atención física dirigidas a personas dependientes en el ámbito institucional.	
		UC1018_2	Desarrollar intervenciones de atención sociosanitaria dirigidas a personas dependientes en el ámbito institucional.	
		UC1019_2	Desarrollar intervenciones de atención psicosocial dirigidas a personas dependientes en el ámbito institucional.	

	Correspondencia con el Catálogo Modular de Formación Profesional			
H.Q	Módulos certificado	H.CP	Unidades formativas	Horas
120	MF1016_2: Apoyo en la organización de intervenciones en el ámbito institucional.	100	UF0127: Apoyo en la recepción y acogida en instituciones de personas dependientes.	30
			UF0128: Apoyo en la organización de actividades para personas dependientes en instituciones.	70
90	MF1017_2: Intervención en la atención higiénico-alimentaria en instituciones.	70		70
90	MF1018_2: Intervención en la atención sociosanitaria en instituciones.	70		70
150	MF1019_2: Apoyo psicosocial, atención relacional y comunicativa en instituciones.	130	UF0129: Animación social de personas dependientes en instituciones.	30
			UF0130: Mantenimiento y mejora de las actividades diarias de personas dependientes en instituciones.	50
			UF0131: Técnicas de comunicación con personas dependientes en instituciones.	50
	MP0029: Módulo de prácticas profesionales no laborales	80		
450	Duración horas totales certificado de profesionalidad	450	Duración horas módulos formativos	370

Índice

CAPÍTULO 1
INTERVENCIÓN EN LA ATENCIÓN A LAS PERSONAS DEPENDIENTES Y SU ENTORNO 13

1. Introducción 13

2. Instituciones, programas y profesionales de atención directa a personas dependientes: características 14

3. Papel de los diferentes profesionales de atención sociosanitaria. El equipo interdisciplinar 36

4. Tareas del profesional de atención sociosanitaria. Competencia y responsabilidad en áreas sociosanitarias 49

Ejercicios de repaso y autoevaluación 59

CAPÍTULO 2
PROTOCOLOS DE ACTUACIÓN EN LA RECEPCIÓN Y ACOGIDA DE RESIDENTES 61

1. Introducción 61

2. Protocolos de acogida y adaptación del usuario al centro 61

3. Atención a las personas dependientes según su grado de dependencia 65

4. Principios éticos de la intervención social con personas dependientes 79

5. Atención integral en la intervención 88

Ejercicios de repaso y autoevaluación 95

Bibliografía 97

Situación actual en materia de Dependencia

A continuación, se expone una síntesis de los motivos fundamentales para introducir una Ley de la Dependencia recogidos en la Ley 39/2006, de 14 de diciembre, de Promoción de la Autonomía Personal y Atención a las personas en situación de dependencia

La atención a las personas en situación de dependencia y la promoción de su autonomía personal constituye uno de los principales retos de la política social de los países desarrollados. El reto no es otro que atender las necesidades de aquellas personas que, por encontrarse en situación de especial vulnerabilidad, requieren apoyos para desarrollar las actividades esenciales de la vida diaria, alcanzar una mayor autonomía personal y poder ejercer plenamente sus derechos de ciudadanía.

El reconocimiento de los derechos de las personas en situación de dependencia ha sido puesto de relieve por numerosos documentos y decisiones de organizaciones internacionales, como la Organización Mundial de la Salud, el Consejo de Europa y la Unión Europea. En 2002, bajo la presidencia española, la Unión Europea decidió tres criterios que debían regir las políticas de dependencia de los Estados miembros: universalidad, alta calidad y sostenibilidad en el tiempo de los sistemas que se implanten.

En octubre de 2003 se aprobó en el Pleno del Congreso de los Diputados la Renovación del Pacto de Toledo con una Recomendación Adicional 3.ª que expresa: «resulta por tanto necesario configurar un sistema integrado que aborde desde la perspectiva de globalidad del fenómeno de la dependencia y la Comisión considera necesaria una pronta regulación en la que se recoja la definición de dependencia, la situación actual de su cobertura, los retos previstos y las posibles alternativas para su protección».

La necesidad de garantizar a los ciudadanos, y a las propias Comunidades Autónomas, un marco estable de recursos y servicios para la atención a la dependencia y su progresiva importancia lleva ahora al Estado a intervenir en este ámbito con la regulación contenida en esta Ley, que la configura como una nueva modalidad de protección social que amplía y complementa la acción protectora del Estado y del Sistema de la Seguridad Social.

El Sistema de Atención de la Dependencia es uno de los instrumentos fundamentales para mejorar la situación de los servicios sociales en nuestro país, respondiendo a la necesidad de la atención a las situaciones de dependencia y a la promoción de la autonomía personal, la calidad de vida y la igualdad de oportunidades.

La presente Ley regula las condiciones básicas de promoción de la autonomía personal y de atención a las personas en situación de dependencia mediante la creación de un Sistema para la Autonomía y Atención a la Dependencia (SAAD), con la colaboración y participación de todas las Administraciones Públicas.

La Ley establece un nivel mínimo de protección, definido y garantizado financieramente por la Administración General del Estado. Asimismo, como un segundo nivel de protección, la Ley contempla un régimen de cooperación y financiación entre la Administración General del Estado y las Comunidades Autónomas mediante convenios para el desarrollo y aplicación de las demás prestaciones y servicios que se contemplan en la Ley. Finalmente, las Comunidades Autónomas podrán desarrollar, si así lo estiman oportuno, un tercer nivel adicional de protección a los ciudadanos.

El Sistema atenderá de forma equitativa a todos los ciudadanos en situación de dependencia. Los beneficiarios contribuirán económicamente a la financiación de los servicios de forma progresiva en función de su capacidad económica, teniendo en cuenta para ello el tipo de servicio que se presta y el coste del mismo.

Capítulo 1
Intervención en la atención a las personas dependientes y su entorno

1.INTRODUCCIÓN

Este manual se propone cubrir una serie de acciones didácticas encaminadas a la formación en la atención sociosanitaria de personas en situación de dependencia. En primer lugar, es importante que el lector conozca qué entendemos por dependencia antes de desarrollar los temas que ayudarán a la formación de las habilidades y obtención de las capacidades necesarias para desarrollar intervenciones de atención a las personas y a su entorno en el ámbito institucional.

El Consejo de Europa define la **dependencia** como «la necesidad de ayuda o asistencia importante para las actividades de la vida cotidiana», o, de manera más precisa, como «un estado en el que se encuentran las personas que por razones ligadas a la falta o la pérdida de autonomía física, psíquica o intelectual tienen necesidad de asistencia y/o ayudas importantes a fin de realizar los actos corrientes de la vida diaria y, de modo particular, los referentes al cuidado personal».

Esta definición plantea la concurrencia de tres factores para que podamos hablar de una situación de dependencia:

- La existencia de una limitación física, psíquica o intelectual que merma determinadas capacidades de la persona
- La incapacidad de la persona para realizar por sí mismo las actividades de la vida diaria
- La necesidad de asistencia o cuidados por parte de un tercero.

En segundo lugar, es necesario familiarizarse con la conocida Ley de Dependencia. En este tema, se verán de un modo general, las aplicaciones de la citada Ley, los diferentes programas que se ofrecen al colectivo dependiente, el papel de los distintos profesionales de la atención sociosanitaria y sus competencias y responsabilidades.

2. INSTITUCIONES, PROGRAMAS Y PROFESIONALES DE ATENCIÓN DIRECTA A PERSONAS DEPENDIENTES: CARACTERÍSTICAS

2.1. Terminología sobre dependencia

En el sector de la dependencia se utiliza una terminología específica y es idóneo conocerla y acostumbrarse al empleo de la misma. Estos términos derivan del planteamiento de la nueva clasificación de discapacidades de la Organización Mundial de la Salud (OMS), denominada *Clasificación Internacional del Funcionamiento, de la Discapacidad y de la Salud (CIF),* adoptada en Ginebra (Suiza) en el año 2001. Esta clasificación propone el siguiente esquema conceptual para interpretar las consecuencias de las alteraciones de la salud:

- *Déficit en el funcionamiento* (sustituye al término «deficiencia» utilizado en la CIDDM[1]): Es la pérdida o anormalidad de una parte del cuerpo o de una función fisiológica o mental. En este contexto el término «anormalidad» se usa para referirse a una desviación significativa de la norma estadística.

- *Limitación en la actividad* (sustituye el término «discapacidad», utilizando en la CIDDM): Son las dificultades que un individuo puede tener en la ejecución de las actividades. Las limitaciones en la actividad pueden calificarse en distintos grados, según supongan una desviación más o menos importante, en términos de cantidad o calidad, en la manera, extensión o intensidad en que se esperaría la ejecución de la actividad en una persona sin alteración de salud.

- *Restricción en la participación* (sustituye el término «minusvalía», utilizado en la CIDDM): Son problemas que un individuo puede experimentar en su implicación en situaciones vitales. La presencia de restricciones en la participación es determinada por la comparación de la participación de un determinado individuo con la participación esperada de un individuo sin discapacidad en una determinada cultura o sociedad.

- *Barrera*: Son todos aquellos factores ambientales en el entorno de una persona que condicionan el funcionamiento y crean discapacidad. Pueden incluir aspectos como un ambiente físico

---

[1] Utilizado por la anterior clasificación Internacional de Deficiencias, Discapacidades y Minusvalías, CIDDM, de 1980.

inaccesible, la falta de tecnología asistencial apropiada, las actitudes negativas de las personas hacia la discapacidad y también la inexistencia de servicios, sistemas y políticas que favorezcan la participación.

- **Discapacidad**: En la CIF es un término «paraguas» que se utiliza para referirse a los déficits, las limitaciones en la actividad y las restricciones en la participación. Denota los aspectos negativos de la interacción entre el individuo con una alteración de la salud y su entorno (factores contextuales y ambientales).

La dependencia puede entenderse como la aparición de un *déficit* en el funcionamiento corporal como consecuencia de una enfermedad o accidente. Este déficit comporta una *limitación en la actividad*. Cuando esta limitación no puede compensarse mediante la adaptación del entorno, provoca una *restricción en la participación* que se concreta en la *dependencia* de la ayuda de otras personas para realizar las actividades de la vida cotidiana.

Existen diversas definiciones sobre el término dependencia. Por un lado, encontramos la del Consejo de Europa (Oslo, 2000): «Dependencia es un estado en que las personas, debido a la *pérdida de autonomía física*, psicológica o intelectual, *necesitan algún tipo de ayuda y asistencia* para desarrollar sus actividades diarias. La dependencia también podría estar originada o verse agravada por la ausencia de integración social, relaciones solidarias, entornos accesibles y recursos económicos adecuados para la vida de las personas mayores». Además, la OMS describe que la esencia misma de la dependencia radica en *no poder vivir de manera autónoma y necesitar de forma duradera la ayuda de otros* para las actividades de la vida cotidiana.

Por otro lado, la Ley 39/2006, de 14 de diciembre, de Promoción de la Autonomía Personal y Atención a las personas en situación de dependencia describe la dependencia y otros conceptos relacionados:

- **Autonomía**: La capacidad de controlar, afrontar y tomar, por propia iniciativa, decisiones personales acerca de cómo vivir de acuerdo con las normas y preferencias propias así como de desarrollar las actividades básicas de la vida diaria.

- **Dependencia**: El estado de carácter permanente en que se encuentran las personas que, por razones derivadas de la edad, la enfermedad o la discapacidad, y ligadas a la falta o a la pérdida de autonomía física, mental, intelectual o sensorial, precisan de la atención de otra u otras personas o ayudas importantes para realizar actividades básicas de la vida diaria o, en el caso de las personas con discapacidad intelectual o enfermedad mental, de otros apoyos para su autonomía personal.

- ***Actividades Básicas de la Vida Diaria (ABVD)***: Las tareas más elementales de la persona, que le permiten desenvolverse con un mínimo de autonomía e independencia, tales como: el cuidado personal, las actividades domésticas básicas, la movilidad esencial, reconocer personas y objetos, orientarse, entender y ejecutar órdenes o tareas sencillas.

- ***Necesidades de apoyo para la autonomía personal***: Las que requieren las personas que tienen discapacidad intelectual o mental para hacer efectivo un grado satisfactorio de autonomía personal en el seno de la comunidad.

- ***Cuidados no profesionales:*** La atención prestada a personas en situación de dependencia en su domicilio, por personas de la familia o de su entorno, no vinculadas a un servicio de atención profesionalizada.

- ***Cuidados profesionales***: Los prestados por una institución pública o entidad, con y sin ánimo de lucro, o profesional autónomo entre cuyas finalidades se encuentre la prestación de servicios a personas en situación de dependencia, ya sean en su hogar o en un centro.

- ***Asistencia personal***: servicio prestado por un asistente personal que realiza o colabora en tareas de la vida cotidiana de una persona en situación de dependencia, de cara a fomentar su vida independiente, promoviendo y potenciando su autonomía personal.

- ***Tercer sector***: Organizaciones de carácter privado surgidas de la iniciativa ciudadana o social, bajo diferentes modalidades que responden a criterios de solidaridad, con fines de interés general y ausencia de ánimo de lucro, que impulsan el reconocimiento y el ejercicio de los derechos sociales.

2.2. Desarrollo de la Ley de la Dependencia

El envejecimiento demográfico de la población europea ha presionado para abordar modelos protectores que garanticen la atención pública a la dependencia. La protección social a la dependencia está en la agenda política de la mayoría de los Gobiernos desde los primeros años de la década de los noventa del siglo XX.

En marzo de 2003 se elaboró un Informe conjunto entre la Comisión y el Consejo de la Unión Europea (UE) denominado «Apoyar las estrategias nacionales para el futuro de la asistencia sanitaria y los cuidados a las personas mayores», en el que se plantean tres objetivos: el acceso de todos los ciudadanos a las prestaciones y servicios sociosanitarios «con independencia de los ingresos o el patrimonio», el logro de un alto nivel de calidad de la asistencia y la viabilidad de los sistemas de asistencia.

Este informe citado está basado en la experiencia de la acción protectora en política social de los países de la UE y se ha tomado en consideración en la definición de un modelo protector para nuestro país, el cual, culminaba con la aprobación de la Ley Básica de Protección a la Dependencia en el año 2006.

La **Ley** 39/2006, de 14 de diciembre, de Promoción de la Autonomía Personal y Atención a las personas en situación de **dependencia** de **España**, más conocida como «**ley** de **dependencia**», es una **ley española** que creó el actual Sistema para la Autonomía y Atención a la **Dependencia**. Mediante esta Ley se regula el conjunto de servicios y prestaciones destinados a la promoción de la autonomía personal, así como a la protección y atención a las personas, a través de servicios públicos y privados concertados debidamente acreditados.

La Ley pretende ser universal y dar prioridad a la teleasistencia, la ayuda a domicilio y los centros de día, así como reconoce el derecho al pago de un sueldo al cuidador familiar. La citada Ley define dos tipos de prestaciones:

- De servicios.
- Económicas.

2.2.1. Prestaciones de servicios

El Catálogo de Servicios (art. 15) marca los servicios sociales que pueden disfrutar las personas en situación de dependencia. Este catálogo establece los siguientes tipos de servicios:

- Servicios de **prevención de las situaciones de dependencia y de promoción de la autonomía personal.** Tienen por finalidad prevenir la aparición o el agravamiento de determinadas enfermedades o discapacidades, y en el caso de que ya estén presentes, prevenir el agravamiento o aparición de secuelas mediante el desarrollo coordinado, entre los servicios sociales y de salud.

- **Servicio de Teleasistencia.** Facilita asistencia a los beneficiarios mediante el uso de tecnologías de la comunicación y de la información, con apoyo de los medios personales necesarios, en respuesta inmediata ante situaciones de emergencia, o de inseguridad, soledad y aislamiento. Puede ser un servicio independiente o complementario al de ayuda a domicilio.

- **Servicio de Ayuda a domicilio.** Lo constituye el conjunto de actuaciones llevadas a cabo en el domicilio de las personas en situación de dependencia con el fin de atender sus necesidades de la vida diaria, prestadas por entidades o empresas, acreditadas para esta función. Se engloban en dos tipos:
  a) Servicios relacionados con la **atención personal** en la realización de las actividades de la vida diaria.
  b) Servicios relacionados con la atención de las necesidades domésticas o del hogar: limpieza, lavado, cocina u otros.

- **Servicio de Centro de Día y de Noche.** Ofrece una atención integral durante el periodo de incontinencia diario o nocturno a las personas en situación de dependencia, con el objetivo de mejorar o mantener el mejor nivel posible de autonomía personal y apoyar a las familias o cuidadores. La tipología de centros incluye:
  - Centros de Día para menores de 65 años
  - Centros de Día para mayores
  - Centros de Día de atención especializada
  - Centros de Noche

- **Servicio de Atención Residencial.** Ofrece servicios continuados de carácter personal y sanitario. La prestación de este servicio puede tener carácter permanente (si el centro residencial se convierte en la residencia habitual de la persona), o temporal (si se atienden estancias temporales por diversos motivos: convalecencia, vacaciones, fines de semana y situaciones relacionadas con los cuidadores informales).

La citada Ley recoge la siguiente tipología de centros:

- Residencia de personas mayores en situación de dependencia.

- Centro de atención a personas en situación de dependencia, en razón de los distintos tipos de discapacidad.

2.2.2. Prestaciones de servicios

La Ley establece tres tipos de prestaciones económicas:

- **Vinculadas al servicio**. Esta prestación, que tendrá carácter periódico, se reconocerá únicamente cuando el acceso a un servicio público o concertado de atención y cuidado no sea posible, y según el nivel de dependencia, y la capacidad económica del beneficiario.

- **Para cuidados en el medio familiar y apoyo a cuidadores no profesionales:** Este tipo de prestación se realizará cuando el beneficiario esté atendido por su entorno familiar. La figura de cuidador deberá adaptarse a las normas sobre afiliación, alta y cotización a la Seguridad Social que se establezcan. En este caso, también dependerá del grado de dependencia y de su capacidad económica.

- **De asistencia personal:** Esta prestación va dirigida a personas con gran dependencia, con el objetivo de promocionar su autonomía personal. Se pretende contribuir a la contratación de una asistencia personal, durante un número de horas, para facilitar al usuario el acceso a la educación y al trabajo, así como favorecer una mayor autonomía en el desarrollo de las actividades básicas de la vida diaria.

2.3. Instituciones

Cuando utilizamos el término **institución** nos referimos principalmente a la entidad física en la que se desarrolla el servicio, es decir, la estructura física o arquitectónica en la que el usuario recibe la atención.

Las instituciones de atención a las personas dependientes están sometidas al marco de las normativas legales vigentes que se encuentran reguladas por las respectivas Comunidades Autónomas y Ayuntamientos. Los deberes de estas instituciones están en función del tipo de centro sociosanitario del que se trate y de la actividad que realice.

La dirección del centro debe inscribir la institución en el respectivo registro a su actividad, disponer de la licencia preceptiva municipal y la autorización autonómica que deberán figurar en un lugar visible de la institución.

Por otro lado, la normativa vigente especifica que se deberá exponer un organigrama que indicará los puestos de responsabilidad y sus funciones y se comunicará al personal a su incorporación a la empresa así como al residente y a sus familiares en el momento del ingreso. También debe darse a conocer un cronograma general, el programa de actividades (así como los respectivos cronogramas que se derivan del mismo) y deben ubicarse en un lugar visible de la institución (p.ej. tablón de anuncios).

Además, las instituciones deberán contar con sistemas que permitan evaluar la calidad de la asistencia prestada y la cualificación del personal mediante la normativa establecida en cada comunidad autónoma y materializada en manuales de buena práctica, protocolos, programas, modelos de registro (incidencias, caídas, corrección de medidas de calidad, entre otros), etc.

2.3.1. Características generales de las instituciones

De forma general, nos vamos a referir a los centros residenciales como modelo genérico sobre el que desarrollar las principales características. A lo largo de los siguientes puntos se verán con mayor detenimiento los aspectos fundamentales.

- Se organizan en diferentes áreas de atención para dar respuesta a las distintas necesidades de los usuarios.

- La atención que se presta en ellos es de carácter integral, atendiendo a las necesidades físicas y psicosociales de los usuarios. La atención personal es individualizada y se establecen planes de actuación individualizada o planes de cuidados.

- Se dirigen a colectivos con necesidades específicas (mayores, discapacitados, enfermos mentales, enfermos crónicos, etc.).

■ Fomentan en el usuario el máximo de sus capacidades para lograr una mayor autonomía e independencia.

■ En los centros residenciales trabaja en equipo un conjunto de profesionales de diferentes áreas para dar respuesta a esas necesidades.

■ Se concede especial atención a las necesidades relacionadas con el ocio y el tiempo libre, favoreciendo las relaciones sociales en el centro y la convivencia.

■ Son centros accesibles y libres de barreras y, ofrecen sistemas de seguridad en el edificio para que el usuario pueda sentirse protegido y desenvolverse con mayor autonomía.

■ Pueden ser de gestión pública o privada y contar con diversas vías de financiación para el usuario.

■ Pueden ofrecer diferentes programas en función de la naturaleza y finalidad de la institución, de los objetivos planteados, de los usuarios a los que acoja, etc.

■ Para una adecuada organización, los profesionales se organizan de un modo jerárquico y en equipo, y se crean documentos que ayudan al buen funcionamiento y marcha del centro.

Según las normativas de aplicación las instituciones deberán cumplir una serie de exigencias para proteger al usuario en diversos ámbitos:

■ En materia de **seguridad**, la institución deberá contar con un plan de emergencias y evacuación.

■ En materia de **protección de datos**, deberá cumplir la normativa establecida en la Ley Orgánica 15/1999, de 13 de diciembre, de Protección de Datos de Carácter Personal.

■ En materia de **protección legal**, deberá garantizar la protección jurídica de los usuarios, ejerciendo la guarda de hecho cuando sea necesario, y comunicándole al juez los ingresos de personas presuntamente incapacitadas.

■ En materia de **mantenimiento** es obligatorio que la institución cuente con los libros y planes regulados legalmente (plan de mantenimiento preventivo y correctivo, plan de aguas para prevención de legionelosis, libro de comedor colectivo, libros de reclamaciones, plan de emergencia y evacuación, etc.

- En materia de **régimen interno**, la institución deberá de disponer de un reglamento de derechos y deberes de los residentes. El mismo se entregará, de forma escrita, junto con la normativa sobre los aspectos particulares de la institución a todos individuos que ingresen en ella.

2.3.2. Funcionamiento de las instituciones

En el funcionamiento de una institución sociosanitaria resulta fundamental la existencia de unos protocolos, registros y programas. Estos documentos, establecidos por cada institución, deben responder a la regulación de las principales actividades de atención diaria.

Las instituciones deberán cuidar las dimensiones asistenciales, organizativas y contar con los siguientes recursos:

- **Dimensión asistencial**

- **Reuniones periódicas** de personal: preferiblemente tendrán carácter diario, o en su defecto, semanal y obligatoriamente, como mínimo, una periodicidad mensual.

- El personal de atención directa tendrá a su disposición un **manual de buena práctica**, propio o asimilado.

- **Programas de atención directa individualizada** con asignación a cada usuario de un trabajador clave o de referencia.

- **Protocolos** de actuación del personal (acogida, traslado, alta, mantenimiento y seguridad, nutrición e hidratación, movilización, comunicación y relación

- **Registros clínicos** (ingesta, hidratación, movilización, etc.) o de incidencias y acciones correctivas.

- **Dimensión organizativa**

- **Reglamento de régimen interno** en el que se incluye toda la información relativa a la organización y al funcionamiento de la institución.

- **Hojas de reclamaciones y sugerencias** para que los usuarios de la institución y sus familias puedan realizar libremente sus quejas, reclamaciones, observaciones o sugerencias con respecto al funcionamiento del centro o trato recibido.

- Un **programa anual de actividades** en el que se detallarán las actividades llevadas a cabo por los diferentes profesionales de la institución. Las actividades serán organizadas y diversas, con indicación de los objetivos, calendario, métodos y técnicas de ejecución, y sistemas de evaluación.

- **Organigrama** en el que se enumeren los profesionales y sus funciones.

- En materia de **seguridad e higiene** del trabajador, se cumplirán los requisitos específicos contenidos en la Ordenanza General de Seguridad e Higiene en el Trabajo.

- **Autorizaciones** y **licencias** de apertura y funcionamiento de la institución.

- **Contratos de admisión** por cada uno de los usuarios en los que figurarán los datos de cada una de las partes (el usuario y la institución) y las condiciones que regulan su permanencia y atención en la institución.

- **Expedientes individuales** de cada uno de los usuarios en los que figure toda la información relativa al mismo.

- Implantación de un **proceso dinámico e integrador** en que se conciba la residencia como espacio abierto, donde se realizan actividades en las que puedan participar el resto de colectivos de la comunidad.

Las instituciones deben favorecer un sistema abierto de atención que se caracterice por un horario de visitas amplio y una comunicación fluida que ayude a la familia a mantener contacto con el usuario y seguir su estado y evolución.

Ante la sistemática de la vida actual y las dificultades de conciliar vida familiar y laboral, algunos familiares no pueden visitarles con la frecuencia que desearían. En este sentido, es importante establecer un sistema de comunicación, por parte de las instituciones, que favorezca la aplicación de los medios tecnológicos aplicados a la comunicación. Estos medios permitirán que los familiares puedan conectarse a través de los mismos sin necesidad de traslado y puedan recibir igualmente información por parte del personal de atención directa.

Será primordial elaborar y poner en funcionamiento un programa de actividades específico de participación en la comunidad y entorno social donde esté ubicada la institución, fomentando así la integración de las personas usuarias con los demás sectores de población y la relación con otros recursos comunitarios.

Por otro lado, es importante establecer un sistema de protocolos, no solo a nivel asistencial sino también a nivel organizativo que aglutine todos aquellos aspectos de la atención directa. Hay aspectos que debido a su importancia, significación social o transcendencia legal aconsejan que la decisión y el modo de actuar no debe quedar sujeto a la variabilidad y decisión individual. En este sentido, debe existir un protocolo de actuación que generalice las respuestas y actuaciones que se deberán ejercer.

2.3.3. Enfoque estructural de las instituciones

De forma global, podemos comprender las instituciones de atención directa a personas según el siguiente esquema:

- Según la gestión

Pública: Estatal, autonómica, provincial y municipal

Privada: Empresas mercantiles, entidades no lucrativas y/o religiosas.

- Según el tipo de asistencia:

Pueden cambiar según la comunidad autónoma, pero suelen ser:

- **Centros de estancia diurna**

    Son centros generales y/o específicos que ofrecen una atención integral durante el día a aquellas personas que debido a su discapacidad necesitan mejorar o mantener su nivel de autonomía, con la finalidad de que permanezcan en su entorno habitual. Estos centros proporcionan al mismo tiempo un apoyo al cuidador principal y se caracterizan por ser una estructura funcional compensatoria del hogar y una alternativa al ingreso de la persona con discapacidad en un centro residencial.

Los centros de atención diurna más significativos son el Hospital de Día el Centro de Día, el Centro Ocupacional y los Centros y Servicios de rehabilitación.

o **Hospital de Día.** Centro exclusivamente sanitario con la funcionalidad de dar un tratamiento puntual, limitado en el tiempo, a un paciente que necesita de unos cuidados y/o supervisión con frecuencia menor a la que se presta en una unidad de internamiento hospitalario, evitando de esta manera una estancia hospitalaria de 24 horas. Además, suelen ser empleados como recursos de evaluación y diagnóstico.

o **Centro de Día.** Es un centro sociosanitario y de apoyo familiar que ofrece durante el día atención a las necesidades personales básicas, terapéuticas y socioculturales de las personas con diferentes grados de discapacidad, promoviendo la permanencia en su entorno habitual.

El servicio diurno suele ser desde primera hora de la mañana hasta después de comer o hasta principio de la tarde. Favorece la autonomía del usuario con el fin de que pueda continuar desarrollando sus modos de vida dentro de su propio entorno. Se incluye, normalmente, servicio de transporte para recoger y llevar de vuelta a casa al usuario.

o **Centro ocupacional.** Este tipo de centro está destinado a asegurar los servicios de terapia ocupacional y de ajuste personal y social a las personas con discapacidad y enfermos mentales cuya acusada discapacidad temporal o permanente les impida su integración en una empresa o en un Centro Especial de Empleo.

Mediante la realización de tareas ocupacionales se ayuda a la persona discapacitada a fomentar y mejorar su adaptación social y a que se normalicen, en la medida de lo posible, sus condiciones de vida.

o **Centros y servicios de rehabilitación.** Constituyen un conjunto muy variado de recursos, tanto dentro del Sistema Nacional de Salud (rehabilitación hospitalaria, centros de salud mental, etc.), como en el ámbito de los servicios sociales (rehabilitación profesional en el sector de las Mutuas Patronales y en el sector de las entidades sin fin de lucro, atención precoz, rehabilitación logopédica, etc.).

o **Centros y servicios de respiro familiar.** Destinados a prestar servicios de atención integral por un período limitado de tiempo a miembros de una unidad familiar, con el fin de permitir a sus cuidadores espacios de tiempo libre y descanso.

- **Centros de Noche**

Ofrecen al usuario la posibilidad de recibir atención integral en el centro durante la noche. Suele ser un servicio adecuado cuando el usuario presenta problemas durante las horas de sueño, como procesos de agitación, alteraciones del sueño, problemas de conducta, etc. Esto ocurre con frecuencia en demencias o enfermedades mentales.

En general, están destinados a personas que no tienen las circunstancias adecuadas para pernoctar a solas, y este recurso se convierte en la mejor opción para responder a sus necesidades. El objetivo de los centros de noche es apoyar a las familias para mejorar su capacidad de proporcionar un cuidado en mejores condiciones, incidiendo positivamente en las dinámicas interfamiliares, muchas veces, afectadas por el estrés de los cuidados continuados. De todos modos, no es un recurso muy extendido en nuestro país.

- **Centros Residenciales**
Son centros en los que viven de forma definitiva o temporal personas con distinto nivel de dependencia y en los que se presta una atención integral con el objetivo de mantener o mejorar la autonomía personal, atender sus necesidades básicas de salud y facilitar su integración y participación social en el medio.

♦ *Centros de atención a personas en situación de dependencia*

o **Residencia de personas mayores en situación de dependencia.** Es un centro de convivencia con capacidad superior a 14 plazas, destinado a servir de vivienda permanente y común, en el que se presta una atención integral y continua a las personas mayores. La estancia en ella puede ser de carácter *temporal o permanente*. Debe estar dotada necesariamente de los medios materiales suficientes para la atención de discapacidades de alto grado.

- o **Residencias para personas con trastornos graves y continuados de conducta.** Es un centro en el que se atiende con carácter temporal a personas que sufren trastornos de conducta que no cesan a pesar del tratamiento ambulatorio o en unidad de agudos.

♦ *Centros de atención a personas en situación de dependencia, en razón de los distintos tipos de discapacidad*

El colectivo de las personas con discapacidad es muy diverso, y en él pueden encontrarse usuarios con diferencias significativas según el grado de autonomía o necesidad específica que presenten. A nivel general podemos distinguir:

- o **Residencia para personas discapacitadas gravemente afectadas.** En ella se atiende a personas con discapacidad física, psíquica o sensorial (daño cerebral, daño medular, etc.) que necesitan una ayuda generalizada para realizar las actividades de la vida diaria. En las residencias para personas con discapacidad gravemente afectadas cabría significar en particular los *Centros de Atención a Discapacitados Físicos (CAMF)* y los *Centros de Atención a Discapacitados Psíquicos (CAMP)*, así como los *centros psiquiátricos.*

- o **Residencia de adultos.** Destinada a personas con discapacidad que presentan cierto grado de autonomía personal. En estas residencias conviven de forma temporal o permanente y reciben una atención integral.

- o **Viviendas tuteladas.** Se trata de un servicio de alojamiento alternativo, que pretende que personas discapacitadas con un grado suficiente de autonomía, pero con necesidades de apoyo intermitente o limitado, puedan vivir de un modo organizado y de forma independiente.

■ Según la organización interna y funcionamiento

Habitualmente las plazas residenciales de personas mayores se clasifican en válidos, asistidos y en gravemente afectados, según el grado de dependencia y atención que precise la persona.

Tradicionalmente se han usado los siguientes conceptos para referirse al tipo de plaza:

- **Válidos.** Personas que valiéndose por sí mismas, diariamente, no pueden permanecer en su propio domicilio.
- **Mixtas.** Personas que pueden valerse por sí mismas pero que disponen unidad para la atención de personas con discapacidad física o psíquica.
- **Asistidas**. Personas mayores con discapacidad física o psíquica, que además del cuidado ordinario requieren atención de enfermería y vigilancia médica.

Las plazas en centros residenciales para discapacitados se dividen en:

- **Discapacitados psíquicos medios y ligeros.**
- **Discapacitados psíquicos gravemente afectados.**
- **Discapacitados físicos.**

Diversos aspectos organizativos y de funcionamiento tienen un gran impacto sobre el desempeño de la vida diaria y en el bienestar del usuario. Estos son elementos que permiten diferenciar unos centros de otros. Entre las dimensiones más características encontramos:

- Normas de funcionamiento
- Grado de organización
- Grado de intimidad
- Independencia de los usuarios en la vida diaria

■ Según el perfil de los usuarios y el personal

Las características de los usuarios que viven o asisten a un centro y el personal conforman el ambiente humano que tiene una gran influencia sobre el estado de bienestar del individuo. Por un lado, las características sociodemográficas (edad, sexo, nivel educativo) de los usuarios o su nivel de habilidades funcionales definen el ambiente de un centro y determinan en gran medida la adaptación de cada individuo. Por otro lado, el grado de formación del personal, el nivel de estrés al que esté sometido, la forma en la que fomenta la autonomía o, por el contrario la práctica de la sobreprotección con los usuarios tienen un fuerte impacto sobre estos últimos.

Entre las dimensiones fundamentales podemos encontrar las siguientes:

- Características del personal
- Nivel de habilidades funcionales de los residentes
- Nivel de actividad e integración en la comunidad circundante
- Grado de utilización de servicios (sanitarios, psicosociales, etc.).

- Según la calidad

En la actualidad el funcionamiento y la calidad se definen y controlan mediante procedimientos administrativos y procesos de acreditación legislados a nivel autonómico que incluyen la consideración de elementos funcionales y estructurales. Los centros deben de cumplir unos mínimos requisitos de calidad estandarizados por las administraciones públicas (documentación disponible, el personal contratado y los servicios exigidos). La estructura implica satisfacer unas condiciones materiales mínimas en cuanto al edificio y espacios interiores.

Tipos centros según la modalidad de calidad administrativa:

- **Autorizado**: centro de atención para personas mayores o discapacitadas que cumple las *condiciones necesarias* para garantizar una asistencia adecuada a los usuarios y beneficiarios.

 El procedimiento comúnmente ordinario en la mayoría de las autonomías incluye: la autorización por la Administración de Servicios Sociales, Licencia Municipal, Inscripción en el Registro de Servicios Sociales, Visado previo e Inspección.

- **Acreditado:** servicios y centros de servicios sociales que reúnen o superan *los mínimos de calidad exigidos reglamentariamente.* Dichos requisitos mínimos son exigidos por la Administración Pública para establecer conciertos con entidades prestatarias de estos servicios.

 Los requisitos básicos exigidos en todo proceso de acreditación consisten en condiciones materiales, recursos humanos y documentación.

Por otro lado, hay otros elementos que pueden ofrecerse de forma complementaria o extraordinaria e incrementan la calidad del centro.

Hay varios tipos de empresas que certifican que el centro reúne condiciones de calidad según el Sistema de Gestión de Calidad bajo los estándares establecidos en la norma UNE-EN-ISO 9001.

2.3.4. Servicios institucionales

Existe una gran variedad de servicios en función del tamaño y de las finalidad de las instituciones. No obstante, hay un conjunto de servicios que no han de faltar en ninguna. Se agrupan en servicios básicos, terapéuticos, complementarios y los dirigidos a los familiares.

Entre los servicios **básicos** se ofrecen los siguientes:

- Manutención.
- Alojamiento.
- Asistencia en las actividades básicas de la vida diaria (ABVD).
- Transporte accesible.
- Gimnasio.

En cuanto a los **servicios terapéuticos**, deben existir:

- Atención sanitaria.
- Atención psicológica.
- Atención social.
- Terapia ocupacional.
- Cuidados de salud.

Los **servicios complementarios** son los que más variabilidad presentan, en función del tamaño, ubicación, dependencia de la institución, etc. Son servicios complementarios algunos como los siguientes:

- Podología.
- Cafetería.
- Peluquería.

Entre los **servicios dirigidos a los familiares** podemos encontrar:

- Servicio de información y asesoramiento a la familia
- Participación en actividades con los usuarios
- Grupos de ayuda a familiares (p. ej. grupos de ayuda mutua a familiares de usuarios que presentan Alzheimer y otras demencias).

2.3.5. Áreas institucionales

Las instituciones deben de disponer de espacios concretos dedicados a los servicios que tiene que proveer. La organización por áreas garantiza un funcionamiento interno adecuado y permite una gestión eficaz del medio para dar respuestas óptimas a las necesidades de los residentes. Cada comunidad autónoma, a través de su normativa, específica cuáles son los requisitos materiales y funcionales que deben presentar los servicios y centros de los Servicios Sociales. En esta normativa se concretan las áreas que deben crearse para la organización institucional. De modo ordinario, se pueden encontrar las siguientes:

- ***Área administrativa***

  Esta área se sitúa habitualmente a la entrada del centro y tiene como finalidad la recepción de nuevos residentes, así como de familiares o visitantes. Es adecuado que la institución cuente con al menos una sala de espera. En esta zona se incluyen los espacios destinados a **dirección**, **administración** y **gestión del centro** (suelen ser despachos para el personal que asume estas funciones, como el gerente, el director, el coordinador, el trabajador social, etc.).

- ***Área de servicios generales***

  Son aquellas zonas o espacios destinados a la prestación de servicios comunes. En definitiva, zonas en las que se desarrollan servicios de mantenimiento del buen estado de equipamientos e instalaciones del centro residencial.

  - o Cocina.
  - o Lavandería.
  - o Instalaciones varias (electricidad, fontanería, etc.).
  - o Zona de máquinas.
  - o Cuarto de limpieza.
  - o Almacenamiento provisional de deshechos y eliminación de basuras.
  - o Otros.

- ***Área residencial***

  La zona residencial se corresponde con todas aquellas áreas que tienen el objetivo de que el usuario esté *como en casa.* De ahí, el nombre de *zona residencial,* ya que uno de los significados del concepto residencia es "lugar en el que se vive o reside habitualmente". Estas zonas del centro deben parecerse lo máximo posible a un hogar y engloban los espacios destinados al alojamiento, la higiene personal, la manutención y el desarrollo de la convivencia:

- o Área de dormitorios.
- o Aseos.
- o Comedor.
- o Salas de estar.

De forma complementaria algunas instituciones disponen de espacios destinados a:

- o Biblioteca y sala de lectura
- o Sala de informática
- o Capilla

■ *Área de atención específica o especializada*

Esta área depende del tipo de centro del que se esté hablando y de los servicios que ofrezca a sus usuarios. Se trata de aquellos espacios en los que los usuarios reciben los tratamientos o programas de intervención específicos para dar respuesta a necesidades concretas. Todos los espacios o áreas del centro que se utilicen para ofrecer atenciones específicas al usuario estarán dentro de la zona de atención especializada.

Algunos ejemplos:

- o Atención sanitaria.
- o Apoyo psicosocial.
- o Asistencia social.
- o Actividades ocupacionales.
- o Actividades para el desarrollo de habilidades de autonomía personal.

De forma extraordinaria las instituciones de atención a la dependencia pueden proveer tanto en su interior como en el exterior de:

■ Áreas de recreo y esparcimiento

Algunos centros cuentan con espacios exteriores destinados al recreo y al esparcimiento. Entre ellos podemos encontrar:

- o Espacios verdes.

o Terrazas y/o solárium.
o Piscina.
o Balneario.

2.4. Programas de intervención

Las instituciones deben contar con programas de intervención que recojan los objetivos generales y específicos perseguidos, los servicios y planes de actuación en la práctica diaria y los profesionales responsables de su ejecución y las áreas en las que se van a desarrollar.

En general, podemos encontrar los siguientes programas:

■ **Programa de gestión y dirección del centro**

o Ingreso y acogida
o Adaptación en el centro
o Formación permanente del personal
o Atención y formación de colaboradores externos (voluntariado, alumnos en prácticas).

■ **Programa de atención sanitaria**

o Atención básica de enfermería
o Nutrición e hidratación.
o Aseo e higiene.
o Control farmacológico.
o Prevención y tratamiento de incontinencias.
o Prevención de caídas.
o Control y seguimiento médico de enfermedades y trastornos.

■ **Programas de intervención terapéutica**

o Terapias funcionales (fisioterapia, rehabilitación funcional, entrenamiento en las actividades de la vida diaria (AVD), adaptación al entorno y uso de ayudas técnicas, psicomotricidad, gimnasia).
o Terapias cognitivas (orientación a la realidad, psicoestimulación cognitiva, rehabilitación cognitiva).
o Terapias psicoafectivas (grupos terapéuticos, reminiscencia).
o Terapias socializadoras (ergoterapia, musicoterapia, ludo-

terapia, grupos de habilidades sociales y de comunicación, tertulias).

o Animación socio-cultural (actividades de ocio y tiempo libre; actividades en la comunidad y actividades intergeneracionales).

Programa de intervención familiar

o Información.
o Grupos de ayuda mutua y psicoeducativa.
o Participación.

Programa de atención al paciente terminal

o Cuidados paliativos.
o Atención familiar.
o Duelo.

En general, podemos decir que es importante considerar que el contenido y forma de los programas de intervención sociosanitaria ejercen un papel importante en el retraso de la dependencia. La mejora de los hábitos de vida contribuye significativamente a mejorar la esperanza de vida sin discapacidad. Y cuando esa dependencia ya ha aparecido, los cuidados sociales y sanitarios son esenciales para la adecuada adaptación de la persona a esa situación, así como para mejorar su calidad de vida.

2.5. Profesionales de atención directa

En la atención directa a personas dependientes participa un conjunto de profesionales de diferentes áreas. Ante las necesidades sociosanitarias del colectivo de personas dependientes es fundamental la actuación del equipo denominado **equipo interdisciplinar.** El siguiente apartado de este capítulo lo tratará detenidamente, presentando a los profesionales que lo componen, sus funciones o papeles en el desarrollo de su trabajo con el usuario.

En los centros sociosanitarios que atienden a personas dependientes es primordial el trabajo en equipo. Cada profesional colabora desde su disciplina con otros profesionales, programando y organizando, planes conjuntos con el objetivo de mejorar la autonomía de los usuarios. En este sentido se utiliza la denominación de equipo interdisciplinar.

Para que un equipo interdisciplinar sea un auténtico equipo eficaz en su funcionamiento y no sólo una suma de profesionales, debe reunir las siguientes características:

• Los objetivos son comunes.

• Están integrados por un grupo de personas con formación diversa.

• Hay interacción entre sus componentes en un espacio compartido.

• La responsabilidad y la toma de decisiones es conjunta.

• El trabajo de cada miembro del equipo interacciona con el resto.

Todos los centros no cuentan con el mismo equipo de profesionales ni los mismos ratios de personal ya que éstos se adecuan a la capacidad y necesidades de cada centro.

La institución sociosanitaria cuenta con un equipo multidisciplinar formado por profesionales diversos que se engloba en las siguientes áreas de intervención:

- **Área administrativa**: Gerente y director, coordinadores de área, recepcionista, oficial y auxiliar administrativo, gobernanta, contable-administrador, responsable de recursos humanos, relaciones públicas y atención al cliente.

- **Área sociosanitaria**: Médicos (generales y especialistas), farmacéuticos, psicólogos, personal de enfermería (DUE y auxiliares), trabajadores sociales, fisioterapeutas, terapeutas ocupacionales, animadores socioculturales, gerocultores y cuidadores en atención directa.

- **Área de servicios generales:** Personal de cocina, de limpieza, de lavandería, personal de mantenimiento, jardineros, conductores, etc.

Otros profesionales pueden prestar servicios integrados como trabajadores del centro o ejerciendo como profesionales autónomos colaboradores en cafetería, peluquería, podología, etc.

3. PAPEL DE LOS DIFERENTES PROFESIONALES DE ATENCIÓN SOCIOSANITARIA. EL EQUIPO INTERDISCIPLINAR

En un centro nos podemos encontrar dos tipos de equipos: multidisciplinar e interdisciplinar. Al primero, pertenecen todos los profesionales y al segundo, los profesionales de atención sociosanitaria. Este conjunto de profesionales que, desarrollando cada uno la labor que le corresponde, trabaja de forma coordinada complementándose entre ellos para conseguir un objetivo común: ofrecer una respuesta integral y completa a las necesidades de un usuario.

El enfoque interdisciplinar enriquece mucho el funcionamiento general. Por un lado, los profesionales que lo integran ejercen su propia especialidad y la función que le corresponden. Y por otro lado, la aportación de cada uno de los miembros del equipo permite una visión global y específica para abordar la situación de los usuarios. **La comunicación y** el **intercambio de información** -entre los distintos miembros- serán fundamentales para que el equipo funcione correctamente.

La existencia de un equipo interdisciplinar no es incompatible con la realización individual del trabajo de cada uno de los profesionales. Es decir, cada profesional deberá cumplir una serie de funciones a título individual, mientras que otras se desarrollarán de forma colectiva. Cada profesional debe respetar la función específica que le corresponde a cada miembro del equipo, pero a la vez debe cooperar para que las sinergias de los otros miembros se dirijan para conseguir un objetivo común.

A continuación, para comprender mejor el concepto de equipo interdisciplinar se describirán algunas de las características o requisitos que debe cumplir.

3.1. Características del equipo interdisciplinar

El trabajo en equipo cuando está bien realizado tiene unas claras ventajas frente al trabajo individual: favorece el aprendizaje continuado, rentabiliza los esfuerzos y mejora la atención. Con las siguientes características que vamos a describir podemos definir al equipo interdisciplinar como un *"grupo interactivo que persigue la eficiencia y la calidad con la suma de sus miembros, que sabe planificar y coordinar una serie intervenciones para conseguir unos objetivos comunes desde las funcio-*

nes propias y compartidas, en el que la comunicación favorece la coordinación y respeta las dependencias jerárquicas".

- **GRUPO.** Es un grupo formado por profesionales de diversas disciplinas.

- **INTERACCIÓN.** La interacción entre los componentes del equipo es fundamental para lograr una adecuada coordinación. La visión de la realidad desde enfoques diversos, el intercambio de experiencias, la información, en otros, favorecen el diseño de planes de actuación más definidos.

- **EFICIENCIA Y CALIDAD.** La eficiencia y la calidad son dos elementos que se obtienen en equipo ya que se comprende y se definen los pasos e instrucciones mejor en conjunto.

- **PLANIFICACIÓN Y COORDINACIÓN.** La planificación y coordinación son dos herramientas necesarias en un equipo interdisciplinar ya que permiten trabajar de forma organizada y planificar las intervenciones para la consecución de unos objetivos. Además, es importante que el equipo cuente con la figura de un coordinador que temporalice y dirija las reuniones, los contenidos a tratar en ella. Esta función puede ser compartida de forma rotatoria por cada uno de los miembros.

- **OBJETIVOS COMUNES.** Los objetivos son comunes y deben estar definidos, ser concretos y estar temporalizados. La búsqueda de objetivos comunes es lo que da sentido al trabajo en equipo. Se debe evaluar en qué grado se logran, con qué frecuencia se priorizan y si coinciden con los de la organización. La consecución de unos objetivos se relaciona con la satisfacción de las necesidades de los usuarios con los que se trabaja.

- **FUNCIONES.** Las funciones o roles de los miembros deben seguir una cierta equidad. Y las decisiones se deben adoptar de forma democrática, estableciendo un reparto de tareas y asumiendo responsabilidades de forma compartida.

- **COMUNICACIÓN. La comunicación** entre los diferentes profesionales que atienden al usuario/a es imprescindible. Las **comunicaciones informales,** como la oral, son más rápidas pero se corre el riesgo de que la información se olvide o se pierda. Podemos establecer la comunicación de forma más o menos estructurada: desde **registros** e informes con un formato predeterminado hasta comunicaciones más informales de manera oral.

La comunicación debe ser fluida. La comunicación interna permite que se pueda trabajar de forma coordinada. Esta comunicación se debe establecer en la práctica diaria a través de **reuniones** periódicas del equipo. Es importante recoger las decisiones adoptadas por escrito.

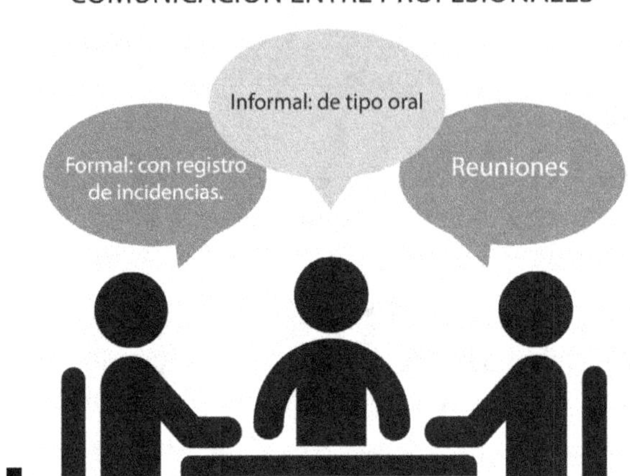

Comunicación entre profesionales

■**DEPENDENCIA JERÁRQUICA.** Los diversos miembros del grupo asumen funciones que se encuentran organizadas jerárquicamente (en distintos niveles de responsabilidad, autoridad y decisión). Es fundamental que se conozca esta jerarquía para el reparto de tareas como parte del equipo. De esta forma cada profesional desarrollará bien su espacio laboral, sus responsabilidades y sus límites, así como la manera en la que cada trabajo individual complementa al de los demás, y viceversa.

Esquema de las Características

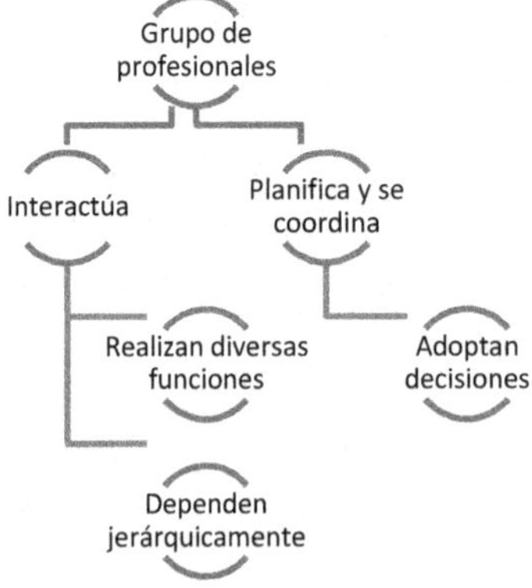

3.2. Composición del equipo interdisciplinar

Los profesionales del equipo desempeñan funciones distintas y es importante que cada uno de sus miembros conozca las funciones del resto: quiénes lo componen, cómo están organizados, qué tareas corresponden a cada uno y que relación o dependencia existe entre ellos.

Es fundamental que el técnico de atención sociosanitaria tenga en cuenta que el término de *atención sociosanitaria* parte de una concepción de la salud desde el enfoque biopsicosocial. La atención sociosanitaria comprende dos partes: atención social y atención sanitaria.

Los profesionales que integran cada una de estas dos partes están relacionados y abordan el cuidado de las personas dependientes desde una perspectiva integral, mejorando, de esta forma, la calidad asistencial.

Antes de pasar a ver cuáles son los profesionales que integran el equipo interdisciplinar, es importante tener en cuenta los factores o variables que condicionarán su presencia o ausencia y que van a depender del tipo de centro del que se trate. Los factores fundamentales son los siguientes:

- El tipo de centro.
- Los usuarios a los que se atienda.
- Los servicios que se presten.
- Las actividades que se realicen

Los profesionales pueden variar según las circunstancias anteriormente descritas. En general, el equipo interdisciplinar puede estar compuesto de los siguientes profesionales:

Auxiliares de enfermería, gerocultores y cuidadores en atención directa, enfermos, médico, psicólogo, fisioterapeuta, terapeuta ocupacional y trabajador/a social.

Según la organización interna del centro podemos encontrar estos profesionales agrupados a su vez para favorecer el funcionamiento cotidiano en unidades:

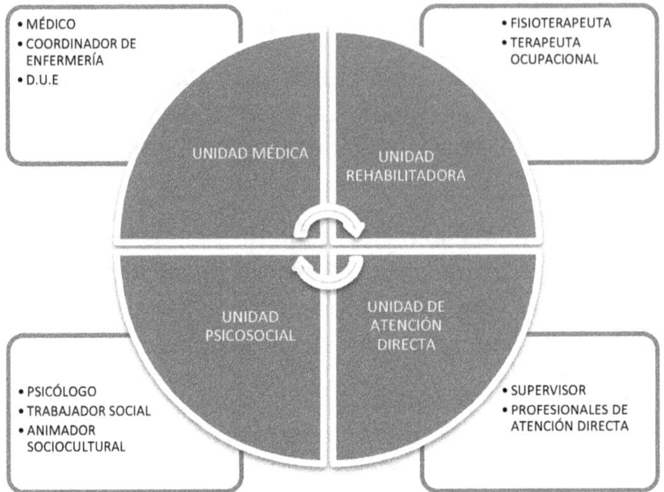

En ocasiones, algunos de estos profesionales no están adscritos al centro del que se trate, sino que desarrollan sus funciones (valorar casos, orientar, formar, planificar, realizar el seguimiento y evaluar los programas, participar en las reuniones del equipo interdisciplinar) desde cualquier otro recurso asistencial del que dependan (Centro de Salud, Centro de Servicios Sociales, hospital...).

El tamaño de los centros y la tipología de usuarios que se atiendan determina la dedicación y el número de profesionales, así como su dependencia o adscripción al centro o alojamiento. Las plantillas mínimas de profesionales de atención en los centros de atención a personas dependientes están reguladas por las correspondientes Administraciones públicas, tanto para los de titularidad propia como para los que dependen de la iniciativa privada.

Las funciones de los diferentes componentes del equipo interdisciplinar son las propias de la categoría profesional. No obstante, sí es importante delimitar las competencias profesionales, distribución de tareas y responsabilidades relacionadas con aspectos más específicos derivados del Plan General de Intervención. La especificación concreta de la distribución de responsabilidades se realiza en cada uno de los centros, atendiendo a sus especificidades.

El personal de atención directa (auxiliares de clínica, gerocultores o cuidadores), así como los profesionales de la enfermería son elementos clave en la calidad de la atención percibida por las personas dependientes, puesto que son quienes están permanentemente cerca de ellas. Por ello, es muy importante prestar atención a la formación permanente de estos trabajadores y a su motivación.

Además, todos los profesionales deben de disponerse siempre de protocolos de intervención y, de manera especial, los cuidadores, para que cuenten con esta herramienta que ayude a facilitar su trabajo y garantizar la calidad asistencial.

3.3. El papel de los profesionales de atención sociosanitaria

La gran variedad de causas y efectos relacionados que existen en el trabajo con las personas en situación de dependencia, requiere realizar esta labor desde un punto de vista de interacción entre varias disciplinas.

El trabajo interdisciplinar se basará en la valoración global de la persona dependiente en todos los aspectos de su vida, ya que sus necesidades y demandas son múltiples, diversas y relacionadas internamente entre sí.

Las personas dependientes pueden presentar situaciones en las que estén implicados factores sociales, económicos, físicos, psíquicos y emocionales. Por ello, se hace necesaria la intervención de diversos profesionales que prestan una atención integral, colaborando de forma conjunta y coordinada. De este modo, cada uno de ellos desempeña funciones concretas propias de su rol profesional y se adaptará a las diferentes circunstancias, ampliando y transformando su comprensión de la situación y de las estrategias de intervención.

Por otro lado, es importante que los profesionales trabajen tanto en el diagnóstico sanitario y social y establezcan un plan de trabajo o de intervención conjunta que elaborarán conjuntamente en equipo. En este plan de actuación se distribuirán las tareas propias según la capacidad y competencia de cada uno de sus componentes.

Por Resolución de 25 de abril de 2012, de la Dirección General de Empleo, se registra y se publica el VI Convenio Colectivo Marco Estatal de Servicios de Atención a las Personas Dependientes y Desarrollo de la Promoción de la Autonomía Personal en el que se recogen las principales funciones de los profesionales de la atención sociosanitaria en las empresas y establecimientos que ejerzan su actividad en el sector de la atención a las personas dependientes y/o desarrollo de la promoción de la autonomía personal: residencias para personas mayores, centros de día, centros de noche, viviendas tuteladas, servicio de ayuda a domicilio y teleasistencia.

■ **MÉDICO-MÉDICO ESPECIALISTA** (Geriatra, Rehabilitador, etc.)

- Realizar el reconocimiento médico a los nuevos usuarios y cumplimentar la correspondiente historia médica y certificaciones profesionales, en que constarán las indicaciones de tipo de vida más acorde, la rehabilitación necesaria, y el tratamiento a seguir si hace falta.
- Atender las necesidades asistenciales de las personas usuarias. Hacer los exámenes médicos, diagnósticos, prescribir los tratamientos más acordes, en cada caso, para llevar a cabo las terapias preventivas, asistenciales y de rehabilitación de los diagnósticos clínicos y funcionales de las personas usuarias.
- Informar a los familiares sobre el estado de salud de la persona usuaria. Dirigir el programa de movilización y rehabilitación de las personas usuarias, fijando en equipo los programas a desarrollar de forma individual y en grupo. Realizar el seguimiento y evaluar los programas, conjuntamente, con el equipo formado por todas las personas que intervienen.
- Asistir al personal destinado en el centro en los casos de necesidad y de urgencia.
- Como máximo responsable de su departamento médico, en el caso de que el centro no pueda tratar debidamente a las personas usuarias, derivarlos a un centro hospitalario o de salud.
- Participar en la comisión de supervisión y seguimiento de las personas usuarias en cuanto a las necesidades asistenciales y de la vida diaria de las personas usuarias que realizarán en colaboración con el director, el trabajador social, el psicólogo, y otros profesionales, de acuerdo con la situación física de las personas usuarias, los objetivos a conseguir y las características del centro.
- Programar y supervisar los menús y dietas alimentarías de las personas usuarias.
- Supervisar el trabajo del personal sanitario.
- Supervisar el estado sanitario de las dependencias del centro.
- En general, todas aquellas actividades no especificadas que se le pidan, de acuerdo con su titulación y profesión.

◼ ATS/DUE

- Vigilar y atender a las personas usuarias, sus necesidades generales humanas y sanitarias, especialmente en el momento en que éstos necesiten de sus servicios.
- Preparar y administrar los medicamentos según prescripciones facultativas, específicamente los tratamientos.
- Tomar la presión sanguínea, el pulso y la temperatura.
- Colaborar con los médicos preparando el material y medicamentos que hayan de ser utilizados.
- Ordenar las historias clínicas, anotar los datos relacionados con la propia función que deba figurar.
- Atender al usuario encamado por enfermedad, efectuando los cambios posturales prescritos, controlando el servicio de comidas a los enfermos y suministrando directamente a aquellas personas usuarias que dicha alimentación requiera instrumentalización (sonda nasogástrica, sonda gástrica, etc.).
- Controlar la higiene personal de las personas usuarias y también los medicamentos y alimentos que estos tengan en las habitaciones.
- Atender las necesidades sanitarias que tenga el personal que trabaja en el centro y sean de su competencia.
- Colaborar con los/as fisioterapeutas en las actividades, el nivel de calificación de las cuales sean compatibles con su titulación de ATS/DUE, cuando sus funciones específicas lo permitan.
- Realizar los pedidos de farmacia, analítica y radiología en aquellos centros donde no exista especialista.
- Vigilar y tener cuidado de la ejecución de las actividades de tipo físico recibida por el médico, observando las incidencias que puedan presentarse durante su realización.
- En general, todas aquellas actividades no especificadas anteriormente que le sean pedidas y que tengan relación con lo anterior.

◼ PSICÓLOGO[2]

- Valorar cognitivamente a los usuarios.
- Valorar conductualmente y emocionalmente a los usuarios.

---

[2] Esta figura no viene desarrollada en el VI Convenio colectivo marco estatal de servicios de atención a las personas dependientes y desarrollo de la promoción de la autonomía personal.

- Asignar a los usuarios a los grupos terapéuticos de psicoestimulación según el grado cognitivo.
- Elaborar informes psicológicos.
- Planificar y desarrollar programas de intervención psicosocial.
- Terapias grupales (orientación a la realidad, psicoestimulación, reminiscencia, validación, etc.).
- Psicoterapia individual
- Rehabilitación cognitiva
- Asesorar y apoyar a las familias.
- Seguir al usuario en su proceso de adaptación al centro.
- Participar en la asignación y cambio de habitaciones y mesas del comedor con el departamento de trabajo social.
- Participar, con el equipo interdisciplinar o departamento médico en la elaboración de las orientaciones o de la atención que necesiten las personas usuarias.
- Intervenir en la formación del personal en programas de formación en herramientas y estrategias psicológicas a petición de la dirección del centro.

■ TRABAJADOR SOCIAL

- Planificar y organizar el trabajo social del centro mediante una adecuada programación de objetivos y racionalización del trabajo.
- Colaborar y realizar aquellos estudios encaminados a investigar los aspectos sociales relativos a las personas usuarias.
- Ejecutar las actividades administrativas y realizar los informes sociales de las personas usuarias y los que le sean pedidos por la dirección del centro, facilitar información sobre los recursos propios, ajenos y efectuar la valoración de su situación personal, familiar y social.
- Realizar los tratamientos sociales mediante el servicio social de cada caso y de grupo a todas las personas usuarias.
- Fomentar la integración y participación de las personas usuarias en la vida del centro y de su entorno.
- Participar en la preparación y puesta en marcha de programas de adaptación de las personas usuarias al centro.
- Coordinar los grupos de trabajo y actividades de animación sociocultural.
- Participar en la comisión técnica.

- Realizar las gestiones necesarias para la resolución de problemas sociales que afecten a las personas usuarias principalmente con las entidades e instituciones locales.
- Participar, con el equipo interdisciplinar o departamento médico en la elaboración de las orientaciones o de la atención que necesiten las personas usuarias.
- Participar en la asignación y cambio de habitaciones y mesas del comedor con el departamento de enfermería y la dirección.
- Visitar a las personas usuarias enfermos.
- En general, todas aquellas actividades no especificadas anteriormente que le sean pedidas y que tengan relación con lo anterior.

- **FISIOTERAPEUTA**

  - Realizar los tratamientos y técnica rehabilitadora que se prescriban.
  - Participar, cuando se le pida, en el equipo interdisciplinar del centro para la realización de pruebas o valoraciones relacionadas con su especialidad profesional.
  - Hacer el seguimiento y la evaluación de la aplicación de tratamiento que realice.
  - Conocer, evaluar e informar y cambiar, en su caso, la aplicación del tratamiento de su especialidad, cuando se den, mediante la utilización de recursos ajenos.
  - Conocer los recursos propios de su especialidad en el ámbito territorial.
  - Participar en juntas y sesiones de trabajos que se convoquen en el centro.
  - Colaborar en las materias de su competencia en los programas que se realicen de formación e información a las familias de las personas usuarias e instituciones.
  - Asesorar a los profesionales que lo necesiten sobre pautas de movilizaciones y los tratamientos en los que tengan incidencia las técnicas fisioterapeutas.
  - Asistir a las sesiones que se hagan en los centros para la revisión, el seguimiento y la evaluación de tratamientos.
  - En general en todas aquellas actividades no especificadas anteriormente que le sean pedidas y que tengan relación con lo anterior.

- **GOBERNANTE**

  - Organizar, distribuir y coordinar los servicios de comedor u office, lavandería, lencería y limpieza.
  - Supervisar la actividad de los trabajadores a su cargo, distribuir las actividades y turnos de las personas que tiene asignadas y vigilar también el buen uso y economía de los materiales, utillaje y herramientas y maquinaria a su cargo; proceder al recuento e inventario de éstos.
  - En coordinación con el departamento de cocina, se responsabilizará de la buena marcha del servicio de comedor, distribución de comidas, control de regímenes, servicios especiales, montaje, limpieza y retirada del servicio.
  - Tener conocimiento del número de servicios diarios realizados en el departamento.
  - En coordinación con el personal de enfermería y contando con el personal que tiene adscrito, llevar el control del buen estado de los alimentos que las personas usuarias tengan en las habitaciones.
  - En los centros, cuyas comidas se realicen mediante conciertos con terceros, colaborar en la confección de los menús, supervisar las condiciones sanitarias de las dependencias y alimentos servidos.
  - Vigilará el cumplimiento de la labor profesional del personal a su cargo, así como de su higiene y uniformidad.
  - Supervisar, cuando haya contrato de limpieza, el buen funcionamiento de los servicios contratados.
  - Si por necesidades perentorias o imprevisibles, la normal actividad del centro lo requiere, colaborar en las actividades propias del personal a sus órdenes.

- **TERAPEUTA OCUPACIONAL**

  - Participar en el plan general de actividades del centro.
  - Realizar actividades auxiliares de psicomotricidad, lenguaje, dinámicas y rehabilitación personal y social a las personas usuarias.
  - Colaborar en el seguimiento o la evaluación del proceso recuperador o asistencial de las personas usuarias del centro.
  - Participar en las áreas de ocio y tiempos libres de las personas usuarias del centro.

- Colaborar en las materias de su competencia en los programas que se realicen de formación e información a las familias de las personas usuarias a las instituciones.

▪ TÉCNICO EN ACTIVIDADES SOCIOCULTURALES (TASOC)

- Conocer, proponer y hacer operativos los procesos de intervención cultural en sus vertientes de gestión y educativa.
- Establecer relaciones entre los ámbitos cultural y educativo con los procesos sociales y económicos.
- Acceder a las fuentes de información y procedimientos para obtener recursos necesarios y poner en marcha procesos culturales.
- Coordinación con profesionales de diversa cualificación a la hora de diseñar e implementar estrategias de intervención cultural.
- Ejecutar y presupuestar proyectos y programas varios, así como realización de los informes y evaluaciones pertinentes.
- Realización de programas y proyectos específicos.
- Fomentar el desarrollo integral de las personas usuarias mediante la acción lúdico-educativa.
- Desarrollar y ejecutar las diversas técnicas de animación, individuales y/o grupales, que impliquen a las personas usuarias en la ocupación de su tiempo libre y promover así su integración y desarrollo grupal.
- Motivar a las personas usuarias ante la importancia de su participación para conseguir su integración y relación positiva con el entorno.
- Responsabilidad ante cualquier incidencia que surja, en cualquier tipo de labor propia o de los animadores socioculturales.
- Reuniones periódicas con el resto del equipo, así como con los responsables de los diferentes centros donde se realice la labor de animación sociocultural.
- Coordinación del voluntariado y alumnos en prácticas de animación sociocultural.
- Docencia, charlas y ponencias que guarden relación con esta categoría profesional.
- Participar en el plan general de actividades y presupuestos de los diferentes centros.

- Coordinar los grupos de trabajo, actividades y presupuestos de animación sociocultural.
- Comunicar a su inmediato las incidencias o anomalías observadas en el desarrollo de sus funciones.

■ GEROCULTOR

- Higiene personal de las personas usuarias.
- Efectuar la limpieza y mantenimiento de los utensilios de las personas usuarias, hacer las camas, colaborar en mantener ordenadas las habitaciones, recoger la ropa, llevarla a la lavandería y encargarse de la ropa personal de las personas usuarias.
- Dar de comer a aquellas personas usuarias que no lo puedan hacer por si mismos. En este sentido, se ocupará igualmente de la recepción, distribución y recogida de las comidas a las personas usuarias.
- Realizar los cambios de postura y aquellos servicios auxiliares que de acuerdo con su preparación técnica le sean encomendados.
- Comunicar las incidencias que se produzcan sobre la salud de las personas usuarias.
- Limpiar y preparar el mobiliario, materiales y aparatos de botiquín.
- Acompañar a las personas usuarias en las salidas que este deba realizar ya sean para citas médicas, excursiones, gestiones, etc.
- Colaborar con el equipo de profesionales mediante la realización de tareas elementales que complementen los servicios especializados de aquellos, en orden a proporcionar la autonomía personal de las personas usuarias y su inserción en la vida social.
- Atender, siempre dentro de las pautas que marquen la dirección y el plan funcional, a los familiares de las personas usuarias y colaborar a la integración de éstos en la vida del centro.
- En todas las relaciones o actividades con las personas usuarias, procurar complementar el trabajo asistencial, educativo y formativo que reciban de los profesionales respectivos.
- En general, todas aquellas actividades que no habiéndose especificado antes le sean encomendadas y siempre que estén incluidas en el ejercicio de su profesión y preparación técnica.

Como síntesis de funcionamiento, nos puede servir de orientación la dependencia jerárquica y coordinación de los miembros del equipo interdiciplinar según el siguiente tipo de organigrama de un centro residencial.

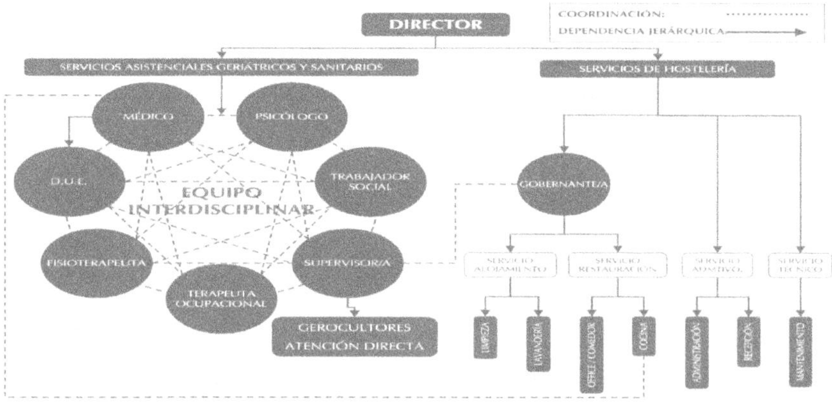

4. TAREAS DEL PROFESIONAL DE ATENCIÓN SOCIOSANITARIA. COMPETENCIA Y RESPONSABILIDAD EN ÁREAS SOCIOSANITARIAS

Según el Real decreto 1379/2008, de 1 de agosto, por el que se establecen dos certificados de la familia profesional Servicios Socioculturales y a la Comunidad que se incluyen en el repertorio Nacional de Certificados de Profesionalidad, establece que el profesional de atención sociosanitaria tiene la competencia general (lo que debe realizar en su actividad diaria) "atender a personas dependientes en el ámbito sociosanitario en la institución donde desarrolle su actuación, aplicando las estrategias diseñadas por el equipo interdisciplinar competente y los procedimientos para mantener y mejorar su autonomía personal y sus relaciones con el entorno".

A continuación, se desarrollan las competencias y responsabilidades en las áreas de la alimentación, de higiene y aseo, de la limpieza, de atención sanitaria, de medicación, de movilización, traslado y deambulación, de primeros auxilios, de apoyo psicosocial, de actividades diarias y de comunicación.

■ ÁREA DE ALIMENTACIÓN

Con respecto a los alimentos

- Ser consciente de la importancia que tiene la alimentación sana y equilibrada en la salud del usuario.
- Conocer las principales características de una dieta sana.
- Saber confeccionar dietas según las características particulares de los usuarios.

Con respecto al usuario

- Conocer la autonomía y funcionamiento del aparato digestivo que participa en el proceso nutricional.
- Conocer las necesidades nutricionales de cada usuario y si tiene alguna enfermedad para responder adecuadamente (p.ej. evitar productos azucarados en cado de diabetes, o una dieta baja en sal en pacientes con hipertensión, etc.).
- Organizar el entorno para que el usuario pueda comer (preparar la mesa, colocar las comida, etc.) o en las habitaciones proveyendo la dieta personalizada de la persona.
- Colocar al usuario en la postura adecuada.
- Cortar el alimento en pequeños trozos para facilitar la masticación.
- Colaborar en la detección de problemas alimentarios e informar al responsable de enfermería.
- Comunicar y explicar al usuario la dieta recomendada en función de sus necesidades.
- Ofrecer las ayudas técnicas a los usuarios con disfuncionalidad y explicarle el uso.
- Colaborar en las tareas para alimentar a la persona con disfagia (es decir, con problemas para tragar).
- Colaborar en la alimentación a la persona con sonda nasogástrica.
- Colaborar en el control de los alimentos ingeridos.
- Colaborar en el control de la ingesta de líquidos.
- Colaborar en la administración de hidratación oral y gelatinas.
- Actuar en caso de vómitos.
- Actuar en caso de atragantamiento.

■ ÁREA DE HIGIENE Y ASEO

Con respecto a la piel

- Conocer las principales características de la piel y los trastornos asociados a ella.
- Revisar el estado de la piel del usuario.
- Realizar los cuidados de la piel necesarios.
- Llevar a cabo técnicas de prevención de aparición de úlceras por presión, actuando principalmente sobre los puntos de riesgo: realizando cambios posturales frecuentes del usuario, secar bien la piel atendiendo especialmente a los pliegues de la misma, etc.

Con respecto al usuario

- Concienciar al usuario de la importancia de desarrollar hábitos de higiene diarios, y promover su participación.
- Desarrollar estrategias y técnicas para favorecer la mayor autonomía en la higiene.
- Ofrecer las ayudas técnicas necesarias y explicar su uso.
- Ayudar al usuario a bañarse o ducharse si presenta dificultades y, si lo precisa, a la hora de vestirse.
- Realizar la higiene de la piel con lavado diario con agua y jabón de PH neutro (cabello, genitales y zona anal, boca, zonas específicas como uñas, oreja, etc.).
- Cuidar la higiene interior de la boca mediante el cepillado de dientes y de enjuague bucal. En los casos de prótesis dentales realizar el cepillado tras las comidas.
- Realizar la higiene total de los usuarios encamados
- Colaborar en la valoración de la higiene diaria en estado no encamado.
- Afeitar y depilar.
- Colaborar en los cuidados y la prevención del pie diabético.
- Colaborar en el control y mantenimiento del buen estado o integridad cutánea e higiene de heridas.
- Ayudar a prevenir la incontinencia.
- Colaborar en el control de la continencia (micción y defecación).
- Colaborar en el desarrollo de los cuidados para prevenir y tratar problemas secundarios a la incontinencia.
- Tener especial cuidado con la zona genitourinaria en incontinencia fecal como urinaria.
- Realizar correctamente los cambios de pañales y el uso de la cuña.

- Colaborar en el apoyo y vigilancia del cateterismo vesical, o tubo introducido por la vía urinaria y que termina en una bolsa o colector, tanto en hombres como en mujeres.
- Colaborar en el mantenimiento y los cuidados del catéter o sondaje vesical.
- Colaborar en el cuidado de las ostomías o estomas.
- Colaborar en el cambio de la bolsa de dincontinencia urinariaresis (para recogida de orina).
- Colaborar en la recogida de muestras de orina sin sondaje y con sondaje.
- Colaborar en la recogida de muestras fecales.
- Colaborar en la administración de enemas

Respecto a la habitación del paciente

- Comprobar a diario que la habitación del usuario cumple las condiciones de limpieza, ventilación y orden adecuadas.
- Utilizar las ayudas técnicas en los usuarios más dependientes (p.ej. grúa).
- Realizar los cuidados post-mortem de forma adecuada.

ÁREA DE LIMPIEZA Y MANTENIMIENTO

Con respecto a la seguridad

- Tener cocimiento de los procesos de limpieza, desinfección y esterilización, y aplicarlos según las necesidades de limpieza e higiene.
- Aplicar el método de limpieza adecuado según el material que se vaya a limpiar.
- Colaborar en la limpieza y preparación del mobiliario, materiales y aparatos de botiquín y tener conocimiento y aplicar las medidas universales de higiene y autoprotección, consistentes en
  - Lavado de manos higiénico.
  - Desinfección y esterilización del material.
  - Manejo de objetos punzantes.
  - Recogida de los residuos sanitarios y de higiene del usuario.

Con respecto a la habitación y enseres

- Preparar la habitación para acoger un nuevo ingreso o tras un alta hospitalaria.
- Preparar las pertenencias y útiles de la persona usuaria para el alta o el ingreso hospitalario.
- Cuidar del buen uso de las pertenencias de la persona y del entorno.
- Distribuir la ropa y objetos personales en la habitación.
- Realizar el mantenimiento y ordenar las dependencias del residente.
- Cuidar de sus pertenencias.

■ ÁREA DE ATENCIÓN SANITARIA

Con respecto al cuerpo y la salud

- Conocer el cuerpo humano, tanto la anatomía como la fisiología.
- Conocer las principales y más frecuentes patologías que suelen presentar los usuarios con los que trabaja.

Con respecto al usuario

- Tomar diariamente las constantes vitales (frecuencia respiratoria y cardíaca).
- Observar y actuar ante la alteración respiratoria por disnea (sensación de malestar respiratorio, de fatiga o de ventilación anormal) y tos/expectoración.
- Medir el nivel de glucemia (azúcar) basal en sangre de los usuarios.
- Apoyar en fisioterapia respiratoria, oxigenoterapia y mantenimiento de utillaje específico.
- Tomar la temperatura axilar.

- Ante lesiones por presión-úlceras:
    - Colaborar en la identificación y prevención en la persona de riesgo.
    - Colaborar en el desarrollo de cuidados de prevención y de tratamiento.

- Ante caídas:
    - Llevar a cabo medidas de prevención y actuación ante una caída.

- Ante infección urinaria:
    - Colaborar en el desarrollo de medidas de prevención, detección y tratamiento de la infección urinaria.
- Ante dolor:
    - Identificar a la persona que sufre dolor.
    - Colaborar en la aplicación de medidas de prevención del dolor.
    - Colaborar en la aplicación de métodos no farmacológicos para combatir el dolor: relajación, estimulación cutánea y visualización.
- Ante agitación psicomotriz[3]
    - Colaborar en la identificación, prevención y actuación antela agitación psicomotriz.
- Ante procesos infecciosos:
- Colaborar en la prevención de infecciones.
- Trasladar información sobre medidas de precaución a personas usuarias y familiares.
- Colaborar en la aplicación de medidas de precaución ante el riesgo de difusión y posibles brotes.

- Ante visitas médicas externas[4]:
- Acompañar al usuario al servicio de urgencias.
- Acompañar para visitas al centro de salud o realización de exploraciones complementarias.
- Acompañar para la realización de intervenciones quirúrgicas programadas, con o sin ingreso en el hospital de la persona usuaria.

ÁREA DE MEDICACIÓN

- Tener un conocimiento de las diferentes vías de administración de medicamentos y de los principales riesgos asociados a la administración de los mismos.
- Administrar los medicamentos con los materiales adecuados y por la vía de administración prescrita.
- Comprobar siempre que se está administrando la medicación correcta al usuario.
- Ofrecer al usuario las ayudas técnicas necesarias para la administración de medicamentos y motivar su colaboración.

---

[3] Aumento significativo de la actividad motora acompañado por alteración emocional como ansiedad severa, miedo, pánico, cólera, euforia, etc.

[4] Exceptuando el acompañamiento ante una urgencia, las visitas programadas suelen ser realizadas por un familiar o acompañante particular.

- Informar al equipo de enfermería o médico de cualquier respuesta adversa ante la medicación.
- Controlar el proceso de administración de los medicamentos y dejar constancia por escrito. Para ello, es fundamental tener en cuenta los siguientes aspectos:
  - Datos del usuario.
  - Medicamento (tipo y posología: dosis, vía y horario).
  - Momento en el que se da (horario).

ÁREA DE MOVILIZACIÓN, TRASLADO Y DEAMBULACIÓN

Con respecto al cuerpo y la locomoción

- Conocer las características del aparato locomotor: partes, funcionamiento y principales alteraciones o patologías.
- Tener conocimiento de mecánica corporal.
- Valorar todos los aspectos que influyen en la movilidad:
  - Necesidades del usuario
  - Entorno del usuario
  - Disponibilidad de recursos o de ayudas técnicas.

Con respecto al usuario

- Potenciar las capacidades de movilidad de cada usuario para favorecer su autonomía.
- Prestar especial atención a los usuarios que presenten movilidad reducida por el riesgo de caídas, aplicando el protocolo de prevención de las mismas.
- Facilitar y apoyar al usuario en el uso de ayudas y soportes para andar (bastones, andadores, muletas, etc.).
- Movilización y traslados con utilización de ayudas mecánicas:
- Colaborar en la transferencia con grúa.
- Colaborar en el traslado de la cama a la bañera hidráulica, con transfer (material para movilizar y manejar personas usuarias).
- Utilizar la camilla tijera (consta de dos palas simétricas y telescópicas que se anclan por sus extremos, cuyo tamaño longitudinal puede regularse al ser telescópicas).
- Movilización y traslados sin utilizar ayudas mecánicas:
- Colaborar en la transferencia de la cama a la bañera hidráulica
- (ajustable en altura) sin ayuda mecánica.
- Colaborar en el traslado del usuario de la cama a la silla de ruedas al sillón.

- Cambios posturales de la persona:
- Colaborar en la colocación de la persona usuaria en las posiciones de decúbito lateral (posición de costado) y prono (acostado boca abajo).
- Colaborar en la incorporación de la persona usuaria en la cama a la posición semi-fowler (persona semisentada, su espalda en ángulo de 30º y piernas ligeramente flexionadas).
- Colaborar en su movilización hacia la cabecera y hacia los lados de la cama.
- Ayudar a la persona usuaria para ponerse de pie.

ÁREA DE PRIMEROS AUXILIOS

- Conocer y aplicar las diferentes técnicas sanitarias básicas de urgencias y primeros auxilios:
  - Reanimación cardiopulmonar (RCP)
  - Maniobra de Heimlich
- Aplicar medidas de protección, aviso y socorro (P.A.S.) y realizar valoraciones primarias (reanimación cardiopulmonar) y secundarias (lesiones: traumatismo, herida, quemadura, hemorragia externa, etc.).
- Informar al equipo interdisciplinar de la situación acontecida.
- Conocer y aplicar el Plan de Emergencias del Centro.
- Apoyar y ejecutar medidas de prevención, desalojo y evacuación en incidentes.

ÁREA DE APOYO PSICOSOCIAL

Con respecto a la parte socioemocional

- Colaborar en la acogida del usuario.
- Conocer las necesidades psicosociales de cada usuario.
- Ofrecer apoyo emocional cuando lo necesite.
- Mostrar empatía, capacidad de escucha y paciencia ante las dificultades o discapacidades que puedan presentar los usuarios.
- Facilitar la distracción de la persona usuaria, promoviendo su actividad y contribuyendo a que se sienta útil.
- Apoyar y motivar la participación en las actividades propuestas.
- Facilitar actividades de distracción y ocupación en grupos de usuarios.

- Dar información, identificar y facilitar respuestas ante necesidades de relación sexual, siguiendo indicaciones de los correspondientes profesionales del equipo.
- Mediar e intervenir ante conflictos que puedan producirse entre usuarios.
- Colaborar en proporcionar los cuidados establecidos a la persona en situación terminal y a sus familiares.
- Colaborar en la preparación del difunto

Con respecto a la parte cognitiva y funcional

- Colaborar con los profesionales encargados del equipo interdisciplinar en las actividades cognitivas y funcionales.
- Estimular las funciones en usuarios con Alzheimer y otras demencias.

ACTIVIDADES DIARIAS

Con respecto a las actividades de la vida diaria

- Fomentar la autonomía de los usuarios en las actividades de la vida diaria.
- Ofrecer e informar al usuario de las técnicas disponibles para el desarrollo de las actividades de la vida diaria.
- Orientar y apoyar al usuario de la realización de las actividades de la vida diaria.

Con respecto a la dinámica del centro

- Acompañar a las personas usuarias dependientes a todas las actividades que se realicen en el centro (asistenciales, sociales y lúdicas).
- Apoyar en la realización y participando en las actividades de manera activa.
- Acompañar y trasladar, cuando sea necesario, a los usuarios a las plantas y servicios que les sean asignados (fisioterapia, terapia ocupacional, consulta médica, etc.).
- Realizar todas aquellas actuaciones relacionadas con su titulación y profesionalidad, complementando y facilitando la atención sanitaria en el centro.

■ COMUNICACIÓN

- Conocer las necesidades de comunicación de los usuarios.
- Establecer técnicas y estrategias de comunicación con los usuarios según las necesidades detectadas.
- Colaborar con la aplicación de sistemas alternativos o aumentativos de la comunicación.
- Comunicar y animar a los usuarios a que participen en las actividades voluntarias u opcionales existentes en el centro.
- Comunicar al equipo interdisciplinar aquellas incidencias en el comportamiento, estado de ánimo o evolución del estado de salud de las personas usuarias.

Ejercicios de repaso y autoevaluación

Indique si las siguientes opciones son verdaderas o falsas:

1. Los centros de día o de noche no se conciben como centros de atención integral, pues al no ser el usuario atendido durante las 24 horas no es posible ofrecer este tipo de respuesta.
   ☐ Verdadero
   ☐ Falso

2. El/la gobernante/a es un/a profesional que se encuentra integrado/a dentro del equipo interdisciplinar.
   ☐ Verdadero
   ☐ Falso

3. D.U.E. es el profesional que prepara y administra los medicamentos prescritos en los tratamientos por los médicos, tomando las constantes de presión sanguínea, pulso y temperatura, y realizando el control de la higiene personal de las personas usuarias y de los alimentos.
   ☐ Verdadero
   ☐ Falso

4. Los programas de respiro familiar se prestan tanto en centros residenciales como en centros de día.
   ☐ Verdadero
   ☐ Falso

5. La cocina y la lavandería se consideran servicios generales que se ubican dentro del espacio considerado como área residencial.
   ☐ Verdadero
   ☐ Falso

6. El técnico de atención sociosanitaria no es un miembro del equipo interdisciplinar.
   ☐ Verdadero
   ☐ Falso

7. El técnico de atención sociosanitaria puede controlar el proceso de administración y registrar cualquier respuesta adversa que el usuario presente ante la medicación.
   ☐ Verdadero
   ☐ Falso

8. El técnico en atención sociosanitaria asiste y cuida a las personas usuarias en las actividades de la vida diaria que no puedan realizar por sí mismos y realiza tareas de apoyo en las áreas asistencial, rehabilitadora, socializadora y funcional.
   ☐ Verdadero
   ☐ Falso

9. El técnico en atención sociosanitaria no está obligado a ajustarse a los protocolos de actuación establecidos en el centro concreto en el que trabaja para realizar sus tareas.
   ☐ Verdadero
   ☐ Falso

10. El psicólogo es el profesional responsable de rehabilitar cognitivamente a los usuarios con Alzheimer y otras demencias.
    ☐ Verdadero
    ☐ Falso

Capítulo 2
Protocolos de actuación en la recepción y acogida de residentes

1. INTRODUCCIÓN

Los profesionales del equipo interdisciplinar trabajan en la recepción y acogida de cada nuevo usuario y establecen para ello determinados planes de actuación ante el usuario y sus familiares. La recepción y acogida de una persona en un centro generalmente está programada y se establece mediante protocolos previamente definidos.

2. PROTOCOLOS DE ACOGIDA Y ADAPTACIÓN DEL USUARIO AL CENTRO

El ingreso en una institución es muy importante ya que de él depende la intervención sociosanitaria que se va a ofrecer al usuario. Es necesario contar con un plan de acogida que esté coordinado por el equipo interdisciplinar. Además, es preciso contar con un protocolo de adaptación del usuario que favorezca su integración en la institución.

Al profesional de atención sociosanitaria le corresponde apoyar al equipo interdisciplinar en la recepción y acogida de los nuevos usuarios. El ingreso en una institución sociosanitaria supone para el usuario una serie de cambios significativos (nuevo entorno, nuevas personas con las va a convivir, nuevos hábitos, etc.). Es fundamental para la salud y calidad de vida del usuario que consiga adaptarse a estos cambios.

Dentro de este protocolo se diferenciarán fundamentalmente **tres fases** en las que habrá que intervenir: preingreso, acogida y estancia.

2.1. Fase de preingreso

La recepción administrativa del preingreso es atendida por la dirección del centro, en la que colabora la figura del trabajador social. Habitualmente la dirección y/o el servicio de trabajo social atienden las llamadas y visitas de los usuarios y familiares. En esta etapa de preingreso se recoge toda la información anterior al ingreso mientras el usuario toma la decisión de ingresar en la institución. Una vez recogida la información del nuevo usuario y confirmado su ingreso, el equipo interdisciplinar en una de sus reuniones establecerá la posible ubicación y las sugerencias ante las particularidades que presente el futuro usuario. Todas las sugerencias servirán de guía para los primeros días del ingreso o hasta su nueva valoración.

El protocolo de preingreso incluye tres partes definidas y recoge las siguientes **intervenciones**:

- **Favorecer el contacto del usuario y/o sus familiares con el centro**
  - Al ponerse en contacto la familia o el usuario con el centro solicitando información sobre el funcionamiento del mismo, se le ofrecerá una información básica y se motivará la posible visita.
  - Concertar reuniones entre el director y el usuario y sus familiares en las que se dará información sobre el centro, su funcionamiento, las actividades que se desarrollan en él, etc.
  - Realizar una visita general a algunas dependencias del centro.
  - Informar al usuario de la existencia de un profesional de referencia con el que mantendrá una relación más cercana (habitualmente el trabajador social). Este hecho tranquiliza al usuario y resalta el carácter personalizado de la atención que recibirá.
  - Ofrecer una información general a los familiares. La familia es protagonista en el proceso inicial y es importante informarles del horario de visitas y de las diferentes formas de participación familiar en el centro.
  - Solicitar la documentación necesaria para el ingreso, las condiciones económicas por las que se rige el centro, y la relación de pertenencias, ropa y objetos personales que deberá aportar el residente en su ingreso.

- **Planificar del ingreso**
  - Planificar la futura llegada del usuario.
  - Recopilar la información general del usuario (datos personales, biografía, intereses y aficiones y, cualquier información significativa). Posteriormente, esta información será fundamental en el proceso de adaptación del usuario.
  - Solicitar un informe médico reciente acompañado de la medicación que tiene prescrita.

- **Preparar la acogida**
  - Concretar la fecha del ingreso.

- El personal se preparará para ofrecer la atención más adecuada.
- Se preparará la habitación del futuro residente y se verificará de que se encuentre en perfectas condiciones para recibirlo.

2.2. Fase de acogida

El protocolo de acogida o ingreso en un centro sociosanitario supone un cambio importante en la vida de la persona dependiente. Aquí se incluye tanto el primer día en el que el usuario llega al centro para instalarse, como las primeras semanas. La familia y el usuario serán recibidos por varias personas del equipo interdisciplinar.

Las **intervenciones** que se realizan el día del ingreso son las siguientes:

Director del centro

- La dirección del centro recibe al usuario y a su familia. Se formaliza la documentación de ingreso. A continuación, les trasladará al trabajador social.
- Se presenta a los diferentes profesionales, entre ellos habrá asignado un profesional de referencia (encargado de atender al usuario en los primeros momentos).

Gobernante

- Si se trata de un centro residencial, el gobernante o jefe de servicios generales acompañará a un familiar o en su defecto al usuario, se efectuará el recuento de la ropa y objetos personales, comprobará las condiciones en que están y valorará si tiene la ropa suficiente y necesaria. Si no fuese así, se le solicitará en el momento. Se inventariará la ropa y enseres y se procederá al etiquetado de la ropa.
- Después de haberse realizado el inventariado, el personal de lavandería será el encargado de colocar cada objeto en su lugar. El gobernante les informará de la habitación donde se alojará el nuevo usuario. Además, comunicará al personal responsable de cocina o catering del tipo de dieta que se le administrará.

Trabajador social

- Realizará una entrevista en profundidad, obteniendo los datos más relevantes para la elaboración de la historia social del nuevo residente.

- Dará a conocer la normativa del centro, entregará el reglamento de régimen interno, las condiciones del ingreso y la cumplimentación que sea necesaria. También informará a los usuarios y familiares de los derechos y deberes.
- A continuación, si no se ha realizado con anterioridad, muestra las instalaciones del centro a la familia y las actividades que se realizan en él. Durante el mismo se pueden ir presentando a los compañeros.

Coordinador de Enfermería o Enfermero

- Recogerá los datos necesarios para cumplimentar las actuaciones a seguir.
- Presentará al cuidador/auxiliar de referencia que le ayudará en su adaptación a la nueva situación.
- Incorporará a su historia clínica la medicación prescrita.
- Ubicará la medicación facilitada en su departamento de farmacia.

Cuidador/Auxiliares

- Ayudar al residente a instalarse en su nueva habitación (se le enseña y se le ayuda a guardar y ordenar sus cosas).

Durante el ingreso se favorecer la personalización de las habitaciones de los usuarios (fotografías, objetos personales y otros aspectos de la decoración) y que contribuirá a su proceso de adaptación.

2.3. Fase de estancia

Debemos tener en cuenta que el periodo de adaptación varía en función de la persona, con una duración media de 6 meses desde su ingreso. Durante esta fase de estancia o adaptación todos los trabajadores de la residencia deben estar implicados en favorecer la adaptación de las personas que son nuevas usuarias.

Esta hace referencia a todo el periodo en el que el usuario se encuentra en el centro. Se tiene en cuenta dentro del protocolo de acogida para garantizar que el usuario termine adaptándose al centro, ya que no todos lo logran de la misma manera.

La **intervención** en esta tercera fase es importante. El usuario necesitará un periodo de adaptación y dependerá de factores personales, sociales y familiares.

La intervención en esta fase de estancia se centrará en el seguimiento y valoración del proceso de adaptación del nuevo usuario. En su reunión semanal equipo interdisciplinar valorará la primera semana del nuevo usuario. Cada profesional su visión sobre el usuario y la forma como ha vivido el miso esos primeros días. También se exponen los primeros problemas observados, potenciales o reales, su posible prevención y soluciones; se marcan unos objetivos y planifican las estrategias a seguir.

Posteriormente, al mes del ingreso se vuelve a valorar en las reuniones interdisciplinares. El seguimiento del usuario durante este primer mes nos proporciona mucha más información, por tanto, en la reunión se expondrán más clara y profundamente todas las incidencias, y cómo se desarrolla la evolución del proceso de adaptación. A los tres o cuatro meses, y de manera sucesiva mientras el usuario permanezca en el centro, se realiza una nueva valoración de manera sistemática.

Fundamentalmente, en los tres primeros meses el profesional no debe olvidar que el usuario todavía se encuentra en periodo de adaptación. El profesional debe saber que en muchas ocasiones hay usuarios que no terminarán de adaptarse totalmente.

3. ATENCIÓN A LAS PERSONAS DEPENDIENTES SEGÚN SU GRADO DE DEPENDENCIA

3.1. Grados de dependencia y diversos tipos de apoyo

La dependencia recorre toda la estructura de edades de la población. La dependencia puede aparecer en cualquier momento de la vida; puede aparecer en el momento de nacimiento, desencadenarse consecuencia del accidente o de una enfermedad aguda en la infancia, la juventud por la vida adulta o más frecuentemente, ir apareciendo medida que las personas envejecen, como consecuencia de enfermedades crónicas (enfermedad de Alzheimer, otitis, osteoporosis, etc.) o como reflejo de la pérdida general en las funciones fisiológicas, atribuible al proceso global de senescencia (Ver Tabla 1).

Tabla 1. **Factores que influyen en la aparición de la dependencia**

- Factores físicos:
  o Deterioro de los sistemas biológicos orgánicos (p.ej., el sistema cardiovascular).
  o Problemas físicos relacionados con la movilidad y la ausencia de fuerzas que pueden desencadenar accidentes y caídas.
  o Limitaciones sensoriales.
  o Enfermedades crónicas (p.ej., la osteoporosis).
  o Uso de fármacos (polifarmacia).
  o Edad.
- Factores psicológicos:
  o Trastornos mentales (p.ej., depresión, Alzheimer).
  o Factores de personalidad.
- Nivel educativo.
- Factores económicos.
- Factores contextuales:
  o Ambiente físico:
    ▪ Nivel de estimulación.
    ▪ Control del ambiente.
  o Ambiente social:
    ▪ Interacciones sociales.
    ▪ Expectativas.
    ▪ Estereotipos.
    ▪ Modelos sociales del entorno.
    ▪ Exceso de protección.

Podemos decir que una persona en situación de dependencia, después de considerar todos estos factores, se enfrenta a dificultades de diversa índole. Dependiendo de las dificultades que presenta clasificamos al usuario en diferentes grados de dependencia.

La Ley de Ley 39/2006, de 14 de diciembre, de Promoción de la Autonomía Personal y Atención a las personas en situación de dependencia establece tres grados:

- **Grado I (dependencia moderada):** cuando la persona necesita ayuda para realizar varias actividades básicas de la vida diaria, al menos una vez al día, o tiene necesidades de apoyo intermitente o limitado para su autonomía personal.

- **Grado II (dependencia severa):** cuando la persona necesita ayuda para realizar varias actividades básicas de la vida diaria dos o tres veces al día, pero no requiere el apoyo permanente de un cuidador o tiene necesidades de apoyo extenso para su autonomía personal.

- **Grado III (gran dependencia):** cuando la persona necesita ayuda para realizar varias actividades básicas de la vida diaria varias veces al día y, por su pérdida total de autonomía física, mental, intelectual o sensorial, necesita el apoyo indispensable y continuo de otra persona o tiene necesidades de apoyo generalizado para su autonomía personal.

Para una mejor comprensión de la clasificación anterior es importante y necesario entender el significado de los diversos tipos de apoyo (apoyo intermitente, limitado, extenso o generalizado).

- *Apoyo intermitente*

  Este tipo de apoyo se ofrece sólo en aquellos momentos en los que se necesita y en las actividades concretas en las que se necesita. Es un apoyo, por tanto, esporádico ("intermitente", no es continuado durante un tiempo). Este tipo de apoyo, tal como se expresa en la clasificación de los tipos de dependencia, puede requerirlo una persona con dependencia moderada.

- *Apoyo limitado*

  Este tipo de apoyo se proporciona en algunas ocasiones. El periodo de tiempo del apoyo es limitado. Sólo se ofrece en determinadas actividades de la vida de la persona. También se dirige a personas con dependencia moderada.

- *Apoyo extenso*

  Este apoyo se ofrece de forma continuada, intensa y frecuente, con gran probabilidad, para toda la vida de la persona, pero sólo en algunas situaciones de su vida. Se estipula que no es necesario un cuidador permanente, sino sólo en determinadas situaciones. El nivel de dependencia en este caso es severo.

- *Apoyo generalizado*

  Igual que el anterior tipo de apoyo, se ofrece de forma continuada, y con bastante seguridad para toda la vida. Al igual que el anterior, se trata de un apoyo intenso y frecuente. En este caso, la persona necesita apoyo continuo en todas o casi todas las situaciones de su vida. Las personas que requieren un apoyo generalizado son grandes dependientes.

3.2. Valoración del grado de dependencia

Para prestar atención a un usuario en situación de dependencia se exige como paso previo realizar una valoración que determine el grado de dependencia tiene el mismo. El art. 27 de la Ley de Dependencia trata y describe esta valoración. En el punto 2 de este artículo expresa que la valoración de la dependencia se hará mediante la aplicación de un baremo. Además, la valoración de realizará teniendo en cuenta los correspondientes informes sobre la salud de la persona y sobre el entorno en el que viva.

La Ley de Dependencia establece el baremo de Valoración de la Dependencia (BVD), el cual se aprueba en el Real Decreto 504/2007, de 20 de abril.

Teniendo como referencia el Real Decreto citado, sobre el baremo de valoración y su aplicación, cabe destacar los siguientes aspectos:

a) La valoración se basa en la aplicación de un **cuestionario** y en la **observación directa** de la persona que se valora por parte de un profesional cualificado y con la formación adecuada en el BVD. Se establece que, en los casos de personas con discapacidad intelectual o enfermedad mental, así como en aquellas otras situaciones en que las personas puedan tener afectada su capacidad perceptivo-cognitiva (sordoceguera y daño cerebral), el cuestionario se aplicará en forma de entrevista en presencia de la persona a valorar y con la participación de persona que conozca debidamente la situación del solicitante.

b) La valoración se realizará teniendo en cuenta los correspondientes **informes sobre la salud de la persona** y sobre el entorno en el que viva, y considerando, en su caso, las **ayudas técnicas, órtesis y prótesis que le hayan sido prescritas** (Art. 27.5 de la Ley). Además, éstas, se deberán poner en relación con las barreras existentes en su entorno habitual.

c) El baremo debe ser aplicado en el entorno habitual de la persona y se valorarán las siguientes actividades dentro y fuera del domicilio: Comer y beber; regulación de la micción y defecación; lavarse las manos y lavarse la cara; desplazarse fuera del hogar. El resto de actividades y tareas del entorno habitual se corresponden con el domicilio habitual.

d) Se valorará la necesidad de apoyo de otra persona en la actividad o tarea aunque la persona valorada lo esté recibiendo actualmente y con independencia de éste. Los tipos de apoyo son los siguientes:

- **SP. Supervisión/Preparación.** La persona valorada sólo necesita que otra persona le prepare los elementos necesarios para realizar la actividad y/o le haga indicaciones o estímulos, sin contacto físico, para realizar la actividad correctamente y/o evitar que represente un peligro.
- **FP. Asistencia física parcial.** La persona valorada requiere que otra persona colabore físicamente en la realización de la actividad.
- **FM. Asistencia física máxima.** La persona valorada requiere que otra persona le sustituya en la realización física de la actividad.
- **ES. Asistencia especial.** La persona valorada presenta trastornos de comportamiento y/o problemas perceptivos-cognitivos que dificultan la prestación del apoyo de otra persona en la realización de la actividad.

En función de la puntuación que el usuario obtenga en el baremo de valoración se establecerá el grado de dependencia según las siguientes puntuaciones:

- De 15 a 29 puntos: Grado I de dependencia.
- De 30 a 44 puntos: Grado II de dependencia.
- De 45 a 72 puntos: Grado III de dependencia.

En la valoración de la dependencia se consideran las siguientes actividades de autocuidado, movilidad y tareas domésticas que se conceptualizan, de acuerdo con la Clasificación Internacional del Funcionamiento, la Discapacidad y la Salud (OMS 2001), así como la actividad de tomar decisiones en el caso de personas con discapacidad intelectual o enfermedad mental u otras situaciones en que las personas puedan tener afectada su capacidad perceptivo-cognitiva:

- **Comer y beber:** llevar a cabo las tareas y acciones coordinadas relacionadas con comer los alimentos servidos, llevarlos a la boca y consumirlos de manera adecuada para la cultura local, cortar o partir la comida en trozos, abrir botellas y latas, usar cubiertos. Sujetar el vaso, llevarlo a la boca v beber de manera adecuada para la cultura local, mezclar, revolver y servir líquidos para beber, beber a través de una ayuda instrumental.

- **Regulación de la micción/defecación:** indicar la necesidad, adoptar la postura adecuada, elegir y acudir a un lugar adecuado para orinar/defecar, manipular la ropa antes y después de orinar/defecar, y limpiarse después de orinar/defecar.

- **Lavarse:** lavarse y secarse todo el cuerpo, o partes del cuerpo, utilizando agua y materiales o métodos apropiados de lavado y secado, como bañarse, ducharse, lavarse las manos y los pies, la cara y el pelo, y secarse con una toalla.

- **Otros cuidados corporales:** cuidado de partes del cuerpo que requieren un nivel de atención mayor que el mero hecho de lavarse y secarse.

- **Vestirse:** llevar a cabo las acciones y tareas coordinadas precisas para ponerse y quitarse ropa y el calzado en el orden correcto y de acuerdo con las condiciones climáticas, y las condiciones sociales, tales como ponerse, abrocharse y quitarse camisas, faldas, blusas, pantalones, ropa interior, zapatos, botas, sandalias y zapatillas.

- **Mantenimiento de la salud:** cuidar de uno mismo siendo consciente de las propias necesidades y haciendo lo necesario para cuidar de la propia salud, tanto para reaccionar frente a los riesgos sobre la salud, como para prevenir enfermedades, tal como buscar asistencia médica; seguir consejos médicos y de otros profesionales de la salud; y evitar riesgos.

- **Transferencias corporales:** agrupa las actividades siguientes.
  - **Sentarse:** adoptar y abandonar la posición de sentado, y cambiar la posición del cuerpo de estar sentado a cualquier otra como levantarse o tumbarse.
  - **Tumbarse:** adoptar y abandonar una posición tumbada, o cambiar la posición del cuerpo de la horizontal a cualquier otra, como ponerse de pie o sentarse.
  - **Ponerse de pie:** adoptar y abandonar la posición de estar de pie, o cambiar la posición corporal de estar de pie a cualquier otra posición como tumbarse o sentarse.

- **Transferir el propio cuerpo** mientras está acostado: moverse, estando sentado, de un asiento a otro, en el mismo o diferente nivel, como pasar de una cama a otra.

- **Desplazarse dentro del hogar:** andar y/o moverse dentro de la propia casa, dentro de una habitación, entre diferentes habitaciones.

- **Desplazarse fuera del hogar:** caminar y/o moverse, cerca o lejos de la propia vivienda, y/o la utilización de medios de transporte, públicos o privados.

- **Tareas domésticas:** agrupa las actividades siguientes.

  - **Preparar comidas:** idear, organizar, cocinar y servir comidas frías y calientes para uno mismo.
  - **Hacer la compra:** conseguir a cambio de dinero bienes y servicios necesarios para la vida diaria, como la selección de alimentos, bebidas, productos de limpieza, artículos para la casa o ropa; comparar la calidad y precio de los productos necesarios, negociar y pagar por lo bienes o servicios seleccionados y transportar los bienes.
  - **Limpiar y cuidar de la vivienda:** incluye actividades como ordenar y quitar el polvo, barrer, fregar y pasar la fregona, limpiar ventanas y paredes, limpiar cuartos de baño e inodoros/excusados, limpiar muebles, así como lavar los platos, sartenes, cazuelas y los utensilios de cocina, y limpiar las mesas y suelos alrededor del área donde se come y cocina.
  - **Lavar y cuidar la ropa:** lavar la ropa (a mano o a maquina), secarla (al aire o a máquina), plancharla, y guardarla en el armario o similar.

3.3. Instrumentos de valoración del grado de dependencia en el ámbito sociosanitario

En el ámbito sociosanitario, las fuentes de información serán las personas en situación de dependencia, su entorno familiar y el propio cuidador profesional. Por ello, es importante que conozcas cómo se debe obtener la información y las escalas más utilizadas.

3.3.1. Obtención de información de personas en situación de dependencia

En la práctica diaria, es frecuente que se le pida a los técnicos de atención sociosanitaria en situación de dependencia (TASS) que colaboren para **obtener información**. Esta será de diversa índole en función de quien pida información.

Por ejemplo, puede que el personal sanitario pida que se registre información sobre las ingestas de comida, o que el terapeuta ocupacional solicite que se observe y registre las capacidades funcionales durante el aseo.

La colaboración entre todos los miembros del equipo interdisciplinar y de la familia es muy importante para obtener datos útiles. Parte de esta información será la que se utilice en la valoración integral de la persona en situación de dependencia.

Para adaptar la intervención es necesario conocer **aspectos físicos, psicológicos y sociales** de la persona. Será habitual que se le solicite al TASS información relacionada con las AVD. La observación es un elemento clave que va a aportar información muy valiosa.

Será útil disponer de información sobre las necesidades concretas de la persona en situación de dependencia, de sus capacidades cognitivas, físicas y funcionales, de la adaptación al centro o a los servicios de apoyo, de las relaciones sociales y de la ocupación de su tiempo libre.

Para obtener esta información existen numerosas escalas y cuestionarios estandarizados que se pueden utilizar. Aunque no es el técnico de atención directa quien los aplica, es útil que conozcas en qué consisten y qué aspectos valoran, ya que puedes colaborar aportando información que se pide en muchos de ellos.

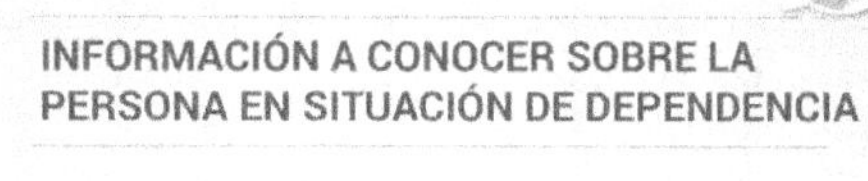

- Aspectos físicos
- Aspectos psicológicos
- Aspectos sociales

3.3.2. Instrumentos para evaluar la capacidad funcional

- **Escala de incapacidad física de la Cruz Roja**: establece 5 grados de incapacidad para realizar ABVD.
- **Índice de Barthel**: evalúa la autonomía para realizar ABVD centrándose en aspectos como alimentación, baño, vestido, aseo, uso de retrete, defecación, micción, deambulación, etc.
- **Escala de Lawton-Brody**: mide la capacidad para realizar AIVD de forma independiente. Las áreas que evalúa son: uso del teléfono, realizar compras, preparación de comidas, cuidado de la casa, lavado de ropa, uso de medios de transporte, responsabilidad en la toma de medicación y manejo de asuntos económicos. Esta escala puede presentar dificultades al evaluar a varones ya que, principalmente en el caso de ancianos, nunca se han realizado muchas de las actividades relacionadas con las tareas del hogar. Por el contrario, en aspectos relacionados con el dinero, podemos encontrar mujeres de avanzada edad que nunca se han encargado de los asuntos económicos (gestiones bancarias, facturas, etc.) que eran realizados por su cónyuge.
- **Índice de Katz**: evalúa la dependencia o independencia en las AVD atendiendo a seis aspectos: bañarse, vestirse, ir a servicio, desplazarse, continencia y alimentarse. Las puntuaciones se dividen en 8 grupos según el nivel de dependencia (Ver Tabla 2).

	ÍNDICE DE KATZ
Bañarse	INDEPENDIENTE: necesita ayuda para lavarse una parte del cuerpo o lo hace solo. DEPENDIENTE: necesita ayuda para el aseo y/o para entrar y salir de la bañera.
Vestirse	INDEPENDIENTE: se viste totalmente sin ayuda. Incluye coger la ropa del armario. Se excluye el atado de los zapatos. DEPENDIENTE: no se viste solo/a.
Usar el retrete	INDEPENDIENTE: no precisa ningún tipo de ayuda, incluyendo la entrada y salida del baño. DEPENDIENTE: necesita ayuda para utilizar el retrete y/o la cuña.
Movilidad	INDEPENDIENTE: no requiere ayuda para sentarse o acceder a la cama. DEPENDIENTE: necesita ayuda para acostarse o levantarse de la cama.
Continencia	INDEPENDIENTE: control completo de la micción o defecación. DEPENDIENTE: es incontinente (se incluye el control mediante enemas o sondas).
Alimentarse	INDEPENDIENTE: se alimenta sin necesidad de asistencia. DEPENDIENTE: recibe asistencia para alimentarse (se incluye cortar la carne y situaciones similares) o recibe alimentación por sonda.
	Clasificación: A. Independiente para todas las actividades. B. Independiente para todas las actividades excepto una. C. Independiente para todas, excepto bañarse y una actividad adicional. D. Independiente para todas, excepto bañarse, vestirse y una actividad adicional. E. Independiente para todas, excepto bañarse, vestirse, ir al servicio y una actividad adicional. F. Independiente para todas, excepto bañarse, ir al servicio, levantarse y una actividad adicional. G. Dependiente en las seis actividades. Otros: Dependiente en, al menos, dos actividades, pero no clasificable como C, D, E ó F.

*Tabla 2. **Índice de Katz***

3.3.3. Instrumentos para evaluar la función cognitiva

- **Escala incapacidad mental de la Cruz Roja**: establece cinco grados de deterioro cognitivo e incapacidad para el autocuidado.
- **Escala de Deterioro Global de Reisberg (GDS)**: muy utilizada para detectar demencia en personas mayores. Establece siete estadios en función del nivel de deterioro, siendo 1 ausencia de deterioro cognitivo y 7 deterioro cognitivo muy severo.
- **Miniexamen cognoscitivo de Lobo**: evalúa las capacidades cognitivas, estableciendo diferentes grados de deterioro en función de la puntuación obtenida. Evalúa diversas funciones cognitivas: memoria, orientación, concentración y cálculo, lenguaje y construcción
- **Cuestionario de Pfeiffer**: resulta útil para medir de forma rápida si existen indicios de deterioro cognitivo. Se centra en diferentes áreas: memoria a corto y a largo plazo, orientación a la realidad y capacidad de cálculo.

> Todos los cuestionarios y escalas que valoren la capacidad cognitiva deben tener en cuenta el nivel cultural de la persona a la que se le aplica.

3.3.4. Instrumentos para evaluar el estado emocional

- **Escala Ansiedad-Depresión de Goldberg**: está compuesta por dos subescalas para valorar tanto la depresión como la ansiedad. Suponen una primera aproximación para detectar problemas emocionales.
- **Escala de Depresión Geriátrica (GDS) de Yesavage**: elaborada para población mayor, tiene diferentes versiones dependiendo del número de preguntas que se utilicen. Es una criba para detectar problemas del estado anímico (Ver Tabla 3).

*Tabla 3. **Escala de Depresión Geriátrica (GDS) de Yesavage***

ESCALA DE DEPRESIÓN GERIÁTRICA (GDS) DE YESAVAGE		
Ítems	SI	NO
¿Está básicamente satisfecho con su vida?	0	1
¿Ha dejado abandonadas muchas actividades e intereses?	1	0
¿Siente que su vida está vacía?	1	0
¿Se siente a menudo aburrido?	1	0
¿Está de buen humor la mayor parte del tiempo?	0	1
¿Tiene miedo de que le suceda algo malo?	1	0
¿Se siente feliz la mayor parte del tiempo?	0	1
¿Se siente a menudo sin esperanza?	1	0
¿Prefiere quedarse en casa más que salir a hacer cosas nuevas?	1	0
¿Piensa que tiene más problemas de memoria que la mayoría?	1	0
¿Cree que es maravilloso estar vivo?	0	1
¿Piensa que no vale para nada tal como está ahora?	1	0
¿Piensa que su situación es desesperada?	1	0
¿Se siente lleno de energía?	0	1
¿Cree que la mayoría de la gente está mejor que usted?	1	0
TOTAL PUNTUACIÓN		
Puntuaciones mayores de 5 sugieren probable depresión		

3.3.5. Instrumentos para evaluar la función social

■ Escala de Recursos Sociales (OARS)

Cuestionario que valora los recursos sociales de los que dispone la persona, principalmente destinado a población mayor.

Sirve para establecer pautas de intervención así como para evitar la exclusión social y otros riesgos derivados.

No existen muchas escalas estandarizadas para valorar la función social en persona en situación de dependencia. En la mayoría de las ocasiones se elabora un cuestionario general de acuerdo, a las características del colectivo a evaluar en el que se incluyen datos básicos sobre su situación social.

Para conocer la función social se deben revisar varios aspectos: frecuencia e intensidad de las relaciones sociales, participación en la comunidad, disposición de sistemas formales e informales de apoyo, situación socioeconómica y las relaciones con el entorno (Ver Tabla 4).

Tabla 4. **Cuestionarios y escalas que se aplican a la persona en situación de dependencia**

CUESTIONARIOS Y ESCALAS QUE SE APLICAN A LA PERSONA EN SITUACIÓN DE DEPENDENCIA	
Capacidad funcional	• Escala incapacidad física de la Cruz Roja • Índice de Barthel • Escala de Lawton-Brody • Índice de Katz
Función cognitiva	• Escala incapacidad mental de la Cruz Roja • Escala de Deterioro Global de Reisberg • Miniexamen cognoscitivo de Lobo • Cuestionario de Pfeiffer
Estado emocional	• Escala de ansiedad – depresión de Goldberg • Escala de Depresión Geriátrica de Yesavage
Función social	• Escala de Recursos Sociales (OARS)

3.3.6. Obtención de información de cuidadores no formales

Se ha apuntado en diferentes ocasiones la importancia del entorno familiar para la intervención desde el ámbito sociosanitario.

En el caso del **cuidador/a principal** es importante contar con información sobre su situación ya que el tiempo dedicado a los cuidados puede suponer un desgaste físico y emocional. Sin lugar a dudas, esto influye en la persona en situación de dependencia y por tanto habrá que intervenir si se detectan problemas.

La **información más relevante que se debe obtener del cuidador no formal**, estará relacionada con las siguientes áreas:

- Necesidades de apoyo.
- Relaciones sociales y familiares.
- Estado emocional.
- Habilidades para el fomento de la autonomía de la persona en situación de dependencia.

En el ámbito sociosanitario cada vez existe más preocupación por la salud biopsicosocial de los cuidadores no formales. Por ello, desde hace años se vienen desarrollando diferentes escalas y cuestionarios específicos para ellos y utilizando otros adecuadas para estas valoraciones. Algunos de los más conocidos son:

- **Perfil de Salud de Nottingham**: no es específica para cuidadores informales, se puede utilizar en diversos contextos y colectivos. Se considera adecuado para medir el estado del cuidador/a ya que evalúa los siguientes aspectos: energía, dolor, movilidad física, reacciones emocionales, sueño y aislamiento social, limitaciones a causa de su salud en trabajo, tareas domésticas, vida social, vida familiar, vida sexual, aficiones y tiempo libre.
- **SF-36**: muy utilizado en ámbitos sanitarios. Valora tanto la salud física como la mental.
- **APGAR familiar**: se centra en el funcionamiento familiar y la satisfacción de sus miembros dentro del grupo familiar.
- **Escala de sobrecarga del cuidador de Zarit**: este es muy utilizado por su especificidad para cuidadores no formales de personas dependientes.

4. PRINCIPIOS ÉTICOS DE LA INTERVENCIÓN SOCIAL CON PERSONAS DEPENDIENTES

La labor de los profesionales de atención sociosanitaria, deben regirse por unos principios éticos que guíen su labor diaria. El técnico en atención sociosanitaria debe responder a un perfil caracterizado por una serie de valores y actitudes determinadas que lo comprometan con las personas dependientes, que debido a su situación son más vulnerables.

El técnico en atención sociosanitaria tiene que proteger la dignidad de los usuarios que atienden en muchas de las actividades diarias. Además, preservará la confidencialidad referente a sus procesos patológicos y sobre cualquier asunto referente a su intimidad, actuando siempre bajo la responsabilidad y en coordinación con los profesionales de los cuales dependen directamente las directrices.

En el desempeño de su labor diaria el profesional deberá seguir unos principios deontológicos y desarrollarlos a través de actitudes éticas de comportamiento como el respeto, la confidencialidad y la discreción, entre otras.

4.1. Deontología profesional

El término deontología profesional hace referencia al conjunto de principios y reglas éticas que regulan y guían una actividad profesional. Estas normas determinan los deberes mínimamente exigibles a los profesionales en el desempeño de su actividad. Por este motivo, suele ser el propio colectivo profesional quién determina dichas normas y, a su vez, se encarga de recogerlas por escrito en los códigos deontológicos.

El código deontológico es el documento en el que se recogen los principios, normas éticas o valores que regulan o guían la labor de un profesional.

En el desempeño de la labor asistencial a la dependencia debemos acatar tres tipos de normas:

- **Normas jurídicas o leyes:** son las reglas de conducta de obligado cumplimiento que regulan y ordenan las actividades y actuaciones de todos los individuos que conviven en una sociedad determinada. En el ámbito de la institución de atención a personas dependientes, hay que cumplir con la normativa vigente que regula el sector. En el artículo 59 («Régimen disciplinario») del VI Convenio Colectivo Marco Estatal de Servicios de Atención a las

Personas dependientes y Desarrollo de la Promoción de la Autonomía personal, se nombran las faltas leves, graves y muy graves por las que la empresa podrá sancionar al trabajador del sector de atención a la dependencia.

- **Normas institucionales:** se trata de las normas o reglas de conducta que regulan las actividades profesionales en la institución en la que se trabaja. Son normas propias del centro de trabajo y están reguladas por éste y supeditadas a las normas jurídicas, por lo que no pueden ser contravenidas.

- **Normas morales:** son aquellas normas, aceptadas libremente por los individuos, que regulan el comportamiento de los seres humanos en sociedad. En el ámbito profesional de la atención a la dependencia, estas normas hacen referencia a la vocación y disciplina en el trabajo, así como a la protección de la persona usuaria frente a enfermedades y la colaboración para su rehabilitación.

El profesional sociosanitario debe de llevar a cabo su trabajo de manera disciplinada y responsable, velando por la seguridad de las personas usuarias y formando parte activa del proceso de cuidados de los mismos.

Los principios éticos que guían la labor del profesional de atención sociosanitaria se pueden resumir en los siguientes:

- ***Respeto del usuario como persona.*** El profesional debe respetar al usuario independientemente sin discriminar por razón de sexo, raza, creencias religiosas, estilo de vida, familia y costumbres. Además, es fundamental ofrecer una atención adecuada sin que ninguna de estas circunstancias condicione la atención.

- ***Respeto de la dignidad e intimidad de los usuarios.*** En la actuación cotidiana el técnico en atención sociosanitaria interviene en áreas íntimas del usuario como son la higiene personal, el aseo, el control de esfínteres, etc. El técnico debe cuidar los procedimientos, sin invadir la frontera de la intimidad de forma brusca y sin tacto. La empatía y el respeto es crucial en estos casos.

- ***Respeto a la confidencialidad de los datos personales del usuario.*** Existe una normativa específica que regula la obligación de la confidencialidad respecto a los datos de los usuarios del centro.

■ ***Promover la autonomía del usuario.*** Se debe promover la autonomía del usuario, potenciando sus capacidades. En este sentido, es importante favorecer la participación de éste en el desarrollo de actividades diarias, así como en la toma de determinadas decisiones. Además, es necesario respetar esta promoción para no generar más disautonomía en el usuario y no caer en la trampa de hacerlo por él porque es más rápido o cómodo.

■ ***Neutralidad y equilibrio.*** Hay que intentar ser lo más neutral e imparcial posible con el usuario y sus familiares. Es preciso evitar dar opiniones propias sobre la situación personal de un usuario. Esa actitud imparcial mostrará un equilibrio en el profesional necesario para que la relación profesional-usuario sea sana y eficaz.

■ ***Cordialidad y respeto mutuo.*** La cordialidad implica afectividad y amabilidad en el trato con las personas. Es importante cuidar los límites y mantener el respeto necesario hacia el usuario. El profesional no debe perder su autoridad, a pesar de ser cordial en su trabajo.

■ ***Responsabilidad en las funciones propias.*** Como cualquier trabajador, es obligación del profesional cumplir con sus propias funciones. Su labor diaria debe ser lo más eficaz posible de cara a responder a los requerimientos del usuario, así como de la propia empresa en la que trabaja, con la que tiene un compromiso como trabajador. El profesional debe ser responsable de su propio trabajo, conocer sus funciones y responsabilidades y asumirlas.

■ ***Delimitación de sus funciones.*** Es importante que el técnico en atención sociosanitaria desarrolle sus funciones sin invadir el espacio o plan de actuación de otro profesional. Por lo tanto, es necesario un conocimiento del papel que corresponde a cada uno de los profesionales del equipo interdisciplinar.

■ ***Higiene en el trabajo.*** El cumplimiento de unas pautas de higiene, son fundamentales en la atención sociosanitaria. Una higiene adecuada contribuye a la prevención de enfermedades, a la calidad de las intervenciones y a la calidad de vida de los usuarios del centro. El cumplimiento de protocolos de higiene respecto al centro y al propio usuario debe ser exhaustivo. Por un lado, el técnico en atención sociosanitaria debe llevar el uniforme y calzado indicado, manteniéndolo en buen estado. Por otro lado, deberá usar elementos de protección individual en sus actividades profesionales (p.ej. guantes).

- ■ ***Seguridad en el trabajo.*** Por protocolo, el técnico atenderá a las medidas necesarias para mantener la prevención de riesgos y la promoción de la seguridad. En todo momento, advertirá las respectivas exigencias y velará para no poner en peligro al usuario o personal del centro.

4.2. Actitudes y valores

Las personas usuarias del centro son nuestros clientes y a través del personal se ofrece una imagen de la institución, por lo que es muy importante una actitud correcta y cercana del profesional y un trato adecuado con el usuario y su familia.

Los profesionales de atención sociosanitaria, por las características de atención y ayuda propias de su ámbito laboral, tienen la misión de **humanizar** el ambiente, es decir, las relaciones que establecen con los usuarios. Es importante **respetar la dignidad** de cada usuario y considerarlo como un individuo concreto que tiene sus peculiaridades y necesidades. En este sentido, la **comprensión** y la **empatía** serán dos actitudes fundamentales a la hora de atenderlo.

Establecer una **actitud comunicativa** entre el usuario y el personal generará una mayor implicación del usuario y colaboración con las indicaciones que se necesiten transmitir. Es necesario que las indicaciones se transmitan de la forma más clara y cercana posible. Habrá que repetir la orden o petición las veces que sea necesario. Además, una actitud de **motivación** y **respeto** favorecerán la participación del usuario en las decisiones que le afecten.

La actitud afecta a nuestra apariencia y a su vez influye en nuestro acercamiento. El trato hacia los usuarios debe basarse en una serie de actitudes generales que es importante que el técnico en atención sociosanitaria recuerde a la hora de desempeñar su labor diaria. A continuación se destacan las principales:

- **Positividad.** Tendencia a querer hacer bien las cosas, mostrando gestos de alegría y simpatía.
- **Amabilidad.** Tendencia a mostrarse gentil independientemente de las circunstancias, manteniendo la calma ante situaciones adversas o complicadas.
- **Atención.** Disposición a escuchar, mostrar interés y observar a los usuarios, detectando los cambios que puedan producirse en situaciones cotidianas.
- **Servicialidad.** Disposición de servicio y de ayuda, evitando caer en "favoritismos".
- **Personalización.** Tendencia a tratar de forma personalizada al usuario, cubriendo sus necesidades, independencia y movilidad en la medida de lo posible.
- **Entusiasmo.** Disposición a disfrutar en el servicio que presta al usuario.
- **Discreción y respeto:** Disposición a guardar el secreto profesional sobre cualquier aspecto de lo que haya llegado a conocer durante su ejercicio profesional.
- **Empatía:** Tendencia a ponerse en el lugar de la persona usuaria mediante la sensibilidad ante las necesidades, emociones, intereses y problemas.
- **Equidad:** Asegurar la igualdad en la calidad de la prestación de su servicio, por encima de las diferencias y particularidades existentes entre las personas usuarias.

Los siguientes valores deben ser reconocidos en todas las instituciones de atención a las personas dependientes. Y por tanto, son estos los valores los que debe promover el técnico en atención sociosanitaria mediante su labor profesional.

- **Promoción de la autonomía.** Es importante evitar las relaciones de dependencia y promover la autonomía de las personas.

- **Respeto de la individualidad y privacidad.** En los centros residenciales se llamará a las habitaciones antes de entrar y se les permitirá a los usuarios momentos de soledad voluntaria, si así lo desean.

- **Eficiencia y responsabilidad.** Estas actitudes se desarrollarán con una actitud comprometida y responsable.

Por otro lado, los usuarios tienen una serie de derechos reconocidos que se deberán respetar en todo momento.

Derechos de las personas usuarias de la institución de atención a la dependencia:

1. Derecho a la vida y a la igualdad plena ante la ley.

2. Derecho a la libertad de actuación y a la capacidad de elección.

3. Derecho a recibir un trato digno, con respecto hacia sus valores, creencias y preferencias.

4. Derecho a recibir las atenciones que precise en función de su grado de dependencia, y a que dichas atenciones sean proporcionadas por personal con formación adecuada para ello.

5. Derecho al honor, la intimidad personal y la privacidad.

6. Derecho a la información sobre sus derechos, su estado y diagnóstico.

7. Derecho a participar activamente y a la toma de decisiones.

8. Derecho a la tutela de los jueces y a la protección jurídica adecuada en caso de incapacitación legal.

4.3. Respeto por la confidencialidad e intimidad de las personas dependientes.

Es necesario tratar el respeto de la confidencialidad por las implicaciones jurídicas que tiene para la institución y los profesionales que trabajan en la misma. La legislación vigente exige cuidado y respeto en el tratamiento de los datos de carácter personal de los usuarios del centro, sin que pueda revelarse información alguna a terceros.

El respeto por la confidencialidad está protegida legalmente:

En nuestro sistema legal, la protección de los datos de la salud deriva de la Ley Orgánica 15/1999, de 13 de diciembre, de Protección de Datos de Carácter Personal (en adelante LOPD) dispone en su artículo 1:

"La presente Ley tiene por objeto garantizar y proteger, en lo que concierne al tratamiento de los datos personales, las libertades públicas y los derechos fundamentales de las personas físicas, y especialmente de su honor e intimidad personal y familiar".

La LOPD menciona en su artículo 10 del deber de secreto, el cual dice que:

"El responsable del fichero (en el que se encuentran los datos) y quienes intervengan en cualquier fase del tratamiento de los datos están obligados al secreto profesional respecto de los mismos, y al deber de guardarlos [...]"

Además, la LOPD se refiere específicamente al tratamiento de los datos sanitarios como datos que merecen especial protección, ya que se consideran de carácter personal junto con los que hacen referencia al origen racial y la vida sexual. Solo podrán ser recabados, tratados y cedidos cuando, por razones de interés general, si así lo dispone una ley o el propio afectado lo consiente.

Por otro lado, el Real Decreto 1720/2007, de 21 de diciembre, por el que se aprueba el Reglamento de desarrollo de la Ley Orgánica 15/1999, de 13 de diciembre, de protección de datos de carácter personal, señala en el artículo referido a Modificación de los niveles de seguridad (art. 81, aptdo. 3) que, además de las medidas de nivel básico y medio, las medidas de nivel alto se aplicarán en los ficheros o tratamientos de datos de carácter personal referidos a los datos de ideología, afiliación sindical, religión, creencias, origen racial, **salud** o vida sexual; los que contengan o se refieran a datos recabados para fines policiales sin consentimiento de las personas afectadas; y aquéllos que contengan datos derivados de actos de violencia de género.

En el artículo 5.1. de la Ley 41/2002, de 14 de noviembre, Básica reguladora de la Autonomía de la persona usuaria y de Derechos y Obligaciones en materia de Información y Documentación Clínica, se indica que **el titular del derecho a la información asistencial es la persona usuaria** y que también podrán ser informadas las personas vinculadas a él, por razones familiares o de hecho, en la medida que la persona usuaria lo permita de manera expresa.

En las instituciones de atención a personas dependientes se mantienen muchos datos de carácter personal de personas usuarias, trabajadores, proveedores, etc. La LOPD obliga a proteger los datos de unas formas muy concretas:

- Estableciendo medidas de seguridad para proteger los ficheros que contengan datos de carácter personal, de nivel alto, por la información relativa a la salud de las personas usuarias.

- Garantizando el ejercicio de los derechos que reconoce la ley a las personas físicas con datos de carácter personal en sus ficheros y especialmente a recabar el consentimiento de los afectados.

4.4. Delimitación del papel del profesional de atención sociosanitaria

El técnico en atención sociosanitaria, al ser un profesional que tiene un contacto más directo y una relación más frecuente con los usuarios, es un instrumento fundamental del equipo interdisciplinar para conseguir el cambio y lograr los objetivos marcados en el plan individual de intervención de cada usuario.

- El TASS, como componente del equipo interdisciplinar, tiene sus funciones delimitadas. Como ya hemos visto anteriormente, debe de conocer y respetar las del resto del equipo. Además, debe respetar la jerarquía organizativa del equipo interdisciplinar, y hacerse respetar también como profesional en el desarrollo de las propias competencias.

La labor de este profesional en atención sociosanitaria esta supeditada a:

- El director del centro o persona que éste determine.
- Las actuaciones programadas por el equipo interdisciplinar.
- Los protocolos de actuación establecidos por el centro y que detallan los procedimientos, tiempos y técnicas de realización de las diversas actuaciones.

La labor asistencial fundamental de un TASS es ofrecer ayuda a las personas usuarias en el desempeño de las actividades de la vida diaria que no puedan realizar por sí mismos, efectuando tareas de atención personal y de su entorno. Pero como veremos a continuación, no se reduce a bañar, vestir o dar de comer al usuario.

A partir de estas aclaraciones previas, expondremos las delimitaciones de sus funciones y la importancia de cumplir con las normas de prevención de riesgos laborales en el centro de trabajo para desarrollar correctamente su labor profesional.

El trabajo del TASS se desarrolla a través de **cuatro funciones principales:**

■ **Función de apoyo funcional.** Realiza funciones de apoyo de las ABVD, promocionando su autonomía. El TASS ayuda al usuario en aquellas tareas que no puede realizar y lo orienta, apoya y anima en aquellas tareas que puede realizar por si miso.

De forma especial, colabora en la formación de todas aquellas actividades relacionadas con la adquisición de habilidades y hábitos de autonomía personal (aprender a comer, a deambular, a asearse, etc.) y con la adquisición de estilos de vida saludables.

Las actividades que desarrolla dentro de esta función se pueden resumir en:
  • Conocimiento y manejo de ayudas técnicas para la mejora de la vida cotidiana de la persona en situación de dependencia.
  • Movilizaciones, traslados y apoyos en la deambulación de la persona.

■ **Función de apoyo asistencial.** Realiza las actividades de asistencia cuando no puede hacerlas el usuario por sí mismo o cuando no está en condiciones de aprenderlas. Efectúa la higiene de una persona encamada, le practica cambios posturales, entre otras actividades.

Las actividades que desarrolla dentro de esta función se pueden resumir en:

  • Aplicación de técnicas de higiene y aseo a la persona en situación de dependencia, teniendo en cuenta las limitaciones que pueda tener por sus características psicofísicas.

  • Mantenimiento, limpieza y organización del domicilio o habitación.

  • Encargarse de la alimentación haciendo uso de las técnicas que sean necesarias en el tratamiento que requiera la situación de dependencia.

  • Recogida de eliminaciones.

  • Administración de medicaciones.

- **Función de apoyo rehabilitador.** Está orientada a recuperar las capacidades funcionales que una persona ha perdido y que está en condiciones de recobrar. Consiste básicamente en el entrenamiento de las habilidades perdidas y puede darse en las diferentes actividades de la vida diaria. También incluye aquellas actividades destinadas a mantener y/o recuperar capacidades cognitivas.

  Las actividades que desarrolla dentro de esta función se pueden resumir en:

  - Mantenimiento y rehabilitación psicosocial.

- **Función de apoyo socializador.** Favorecer y reforzar la capacidad de la persona para su comunicación con sus propias redes sociales así como con el exterior (vínculos familiares, actividades socioculturales, etc.).

  Las actividades que desarrolla dentro de esta función se pueden resumir en:

- Aplicación de técnicas que favorezcan las relaciones sociales de la persona en situación de dependencia, realizando tareas de acompañamiento.

5. ATENCIÓN INTEGRAL EN LA INTERVENCIÓN

5.1. Tipos de necesidades de los usuarios

La atención integral cumple el objetivo de cubrir las necesidades que presentan los usuarios. Estas necesidades son variadas y dependen también del estado de dependencia de cada usuario. La atención adecuada de las mismas, considerando las características personales, permitirá la mejora de la calidad de vida del usuario así como su nivel de satisfacción. Podemos agruparlas en tres categorías:

- **Necesidades físicas.** Tienen relación con la estructura anatómica y/o fisiológica del organismo. Suelen relacionarse con el funcionamiento del cuerpo, con los aspectos que las personas deben cubrir para la propia supervivencia y con la salud física general.

- **Necesidades psíquicas.** Se relacionan con los aspectos emocionales y psicológicos. La salud psíquica depende de las necesidades de seguridad y estima.

■**Necesidades sociales.** Tienen que ver con las necesidades de vínculo y pertenencia que se generan al establecer relaciones sociales y al participar en redes sociales.

Necesidades espirituales. Tienen que ver con la trascendencia y el sentido de la vida. Entre las necesidades de orden espiritual podemos considerar el amor, la gratitud, el perdón, la esperanza, la bondad o la generosidad.

5.2. Atención integral

La atención integral significa responder a las necesidades del usuario, creencias y valores personales de modo global. Además, implica a todos los sectores que tengan relación con la misma: equipo interdisciplinar, familia, sociedad y el propio usuario.

La atención integral está relacionada con el concepto de salud biopsicosocial que postula un modelo de atención global. Todas las acciones a realizar, se plasman en el Plan General de Intervención (PGI) del centro donde se recogen todas las acciones encaminadas a proteger, promover, restaurar y mantener la salud y las redes sociales de relaciones del usuario.

El Proceso de Atención de los usuarios de centros de cuidados de media y larga duración consta de una serie de fases que conducen de forma paulatina al Plan de Atención Individual (PIA):

■ **VALORACIÓN**. La observación, la entrevista, y la exploración física permiten la recogida de información de datos subjetivos (referidos por la persona usuaria), y objetivos (Aquellos que se pueden medir, observar, etc. Cuando hablamos de cuidados resulta útil usar modelos para ordenar la información, que estén vinculados al nivel de dependencia de esa persona usuaria para realizar las AVD. Podemos usar el Modelo de Virginia Henderson de las 14 necesidades básicas. En esta fase el equipo interdisciplinar puede utilizar el cuestionario del RAI para aglutinar la información recogida por los diferentes profesionales (Ver Tabla 5).

Tabla 5. **Modelo de Necesidades Básicas de Virginia Henderson**

Nº	Necesidades		Nº
1	Respirar normalmente	Mantener la higiene cor-poral	8
2	Comer y beber de forma adecuada	Evitar los peligros del entorno	9
3	Eliminar los desechos cor-porales	Comunicarse con los otros	10
4	Moverse y mantener una postura adecuada	Actuar con arreglo a la propia fe	11
5	Dormir y descansar	Trabajar para sentirse realizado	12
6	Elegir la ropa adecuada	Participar en diversas formas de entretenimiento	13
7	Mantener la temperatura corporal	Aprender, descubrir o satisfacer la curiosidad	14

- **DIAGNÓSTICO.** Después de recoger los datos pertinentes procedemos a agruparlos en forma diagnóstica, utilizando la siguiente fórmula:
  - Problema: Etiqueta diagnóstica (Deterioro de la deglución, Incontinencia de urgencia, deterioro de la movilidad física, déficit de autocuidado: alimentación, etc.).
  - Etiología: Causa o raíz probable del problema.
  - Características definitorias: Signos y síntomas que apoyan la existencia de ese problema.

- **PLANIFICACIÓN.** En esta fase se establecen una serie de objetivos y se elabora el plan de cuidados. Los planes de cuidados pueden ser: individualizados o estandarizados.
  Debemos tener en cuenta que la planificación consta de tres fases principales:
  - Priorización: Nos encontramos con una serie de problemas que seguramente no podremos tratar a la vez.
  - Objetivos: Podemos considerar a los objetivos como el elemento que hace mensurable el plan de cuidados.
  - Determinación de actividades: El equipo prescribe actividades encaminadas a tratar la causa de los problemas, y si esto no es posible se interviene sobre el propio problema.

- **EJECUCIÓN DEL PLAN.** Puesta en marcha de las actividades del plan de cuidados.

- **EVALUACIÓN del plan de cuidados**: El proceso de cuidar requiere un instrumento de retroalimentación que permita analizar el grado del cumplimiento de objetivos propuestos. En esta fase tendremos que analizar si "va bien el plan", si nos hemos equivocado en la valoración, en el diagnóstico, y en la planificación. Esta etapa permite evaluar la eficacia y calidad del plan de cuidados.

Etapas en el proceso de enfermería

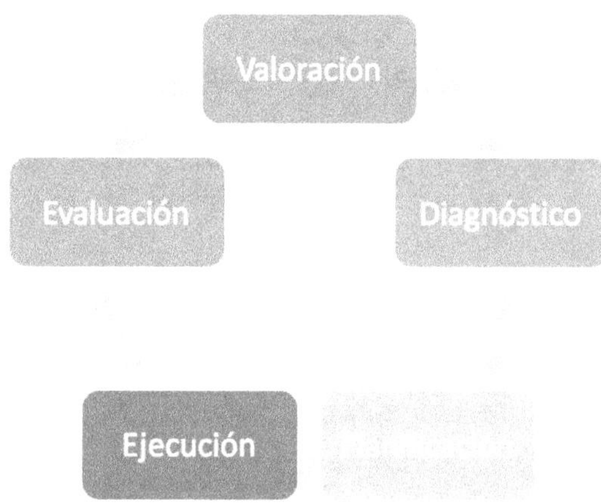

5.3. Comunicación al equipo interdisciplinar de las necesidades del usuario

El profesional de atención sociosanitaria es el experto que mantiene un contacto más directo y continuo con los individuos atendidos en la institución. En su quehacer diario deberá tener una actitud de observación de la conducta de la persona usuaria, de sus demandas y necesidades, así como de las posibles incidencias que puedan surgir.

La atención integral del usuario depende del buen funcionamiento del equipo interdisciplinar. Una buena comunicación interna es un factor esencial para favorecer ese tipo de atención. Es muy importante trabajar las habilidades comunicativas en el personal sociosanitario ya que contribuyen a la mejora de funcionamiento asistencial.

Las reuniones del equipo interdisciplinar son un instrumento imprescindible y un medio para transmitir información de forma directa. A la vez, es importante cuidar las relaciones interpersonales entre los miembros del mismo, ya que cualquier deterioro puede repercutir negativamente en la marcha del equipo y afectar a la consecución de los objetivos propuestos. Un estilo de comunicación asertivo por parte de cada uno de los profesionales del equipo es la clave para evitarlo.

5.3.1. Transmitir información y trabajar en equipo

Trabajar en equipo supone mantener un contacto fluido con el resto de profesionales. La información que se obtiene será imprescindible para un desarrollo adecuado de las intervenciones. De ahí la importancia de transmitir la información al resto del equipo siempre que se haga dentro del marco de la atención integral.

Para transmitir la información se pueden utilizar diferentes canales:

- **De forma oral**: es más rápido, pero se corre el riesgo de que se olviden datos.
- **De forma escrita**: son registros formales a través de documentos en los que queda plasmada la información. Esto garantiza tener acceso a los datos en caso de ser necesario.

Es fundamental que toda la información relevante sobre el usuario sea transmitida de manera correcta y sistemática al equipo interdisciplinar para que éste pueda tomar medidas y poner en funcionamiento intervenciones para solventar las posibles necesidades o incidencias.

■ **Instrumentos de transmisión de la información**

Como hemos dicho anteriormente, la transmisión de información puede hacerse verbalmente o por escrito. En el primero de los casos, el profesional comunicará a su inmediato superior aquellas incidencias detectadas en un momento puntual. Esta comunicación puede realizarse en las **reuniones** diarias o si es algo urgente, dirigiéndose personalmente al profesional competente en la materia. En el segundo caso, por escrito, en el día a día el profesional de atención sociosanitaria utilizará una serie de documentos donde reflejará diferente información sobre el usuario.

Los **documentos** que se utilizan habitualmente para transmitir información en el área sociosanitaria son los siguientes:

■ **Partes de incidencias**
Muy usados para transmitir aquellas circunstancias o sucesos que se salgan de lo habitual. Deben ser cumplimentados por el profesional haciendo constar su nombre, detalle de la incidencia,

solución adoptada, firma y fecha. Se trasladan al responsable o superior.

■ **Libro de incidencias**

De uso común en instituciones sociosanitarias. Se trata de un documento en el que se plasma toda la información relevante ocurrida durante el día (anomalía, incidencia física, psicológica, etc.). Se cumplimenta por los profesionales responsables designados para ello. Todos los profesionales de atención directa deben leer su contenido para estar informados de las novedades ocurridas durante su ausencia. Suele contener información relevante en cuanto a pautas de actuaciones concretas con los usuarios o residentes.

■ **Hojas de seguimiento**

Son documentos individuales para cada persona usuaria. Detallan la evolución o aspectos relevantes que hayan sucedido y sirven de base para realizar informes de evolución. Se deben cumplimentar de forma periódica, se recomienda que al menos una vez al mes.

■ **Informes**

Su contenido dependerá del objetivo del informe, son habituales aquello que recogen información sobre la evolución de la persona en situación de dependencia, sobre necesidades detectadas, sobre observaciones realizadas, etc.

■ **Registros de actividades**

En formato papel o informatizados, se utilizan para dejar constancia de las intervenciones llevadas a cabo en la intervención diaria (ABVD: alimentación, higiene (aseo, ducha, cambios de absorbentes, entre otros); cambios de ropa de cama, toma de medicación, de incontinencia urinaria, etc.) o de la información obtenida a través de los diferentes instrumentos.

■ **Protocolos**

Informa sobre las pautas a seguir ante determinadas situaciones y circunstancias. Consigue dar homogeneidad y continuidad en las intervenciones como se detalló ampliamente en la unidad didáctica anterior.

En muchas instituciones de atención a personas dependientes se emplean programas informáticos de gestión en los que hay un apartado específico para el personal de atención directa. En estos programas se reflejará toda la información relacionada con las personas usuarias para que el equipo interdisciplinar pueda acceder a ella y actuar en consecuencia.

Ejercicios de repaso y autoevaluación

Indique si las siguientes opciones son verdaderas o falsas:

1. Dentro del protocolo de recepción y acogida podemos diferenciar tres fases fundamentalmente: preingreso, acogida y estancia.
   ☐ Verdadero
   ☐ Falso

2. No se puede planificar el ingreso de un nuevo usuario hasta el mismo día del ingreso ya que la información siempre es incompleta.
   ☐ Verdadero
   ☐ Falso

3. La persona que necesita ayuda para las ABVD dos o tres veces a día, pero no requiere el apoyo permanente de un cuidador ni tiene necesidades de apoyo extenso para su autonomía personal, tiene una situación de dependencia moderada o de Grado I.
   ☐ Verdadero
   ☐ Falso

4. La persona que necesita ayuda para las ABVD varias veces al día y apoyo indispensable y continuo de otra persona o tiene necesidades de apoyo generalizado para su autonomía personal, tiene una situación de gran dependencia o de Grado III.
   ☐ Verdadero
   ☐ Falso

5. El Baremo de Valoración de la Dependencia (BVD) permite identificar dos grados de dependencia en función de la autonomía personal y de la intensidad del cuidado que requiere.
   ☐ Verdadero
   ☐ Falso

6. El técnico en atención sociosanitaria no tiene la obligación de usar el uniforme reglamentario del centro y los medios de protección facilitados.
   ☐ Verdadero
   ☐ Falso

7. El código deontológico es el documento en el que se recogen los principios, normas éticas y valores que regulan o guían la labor de un profesional.
   ☐ Verdadero
   ☐ Falso

8. En el equipo interdisciplinar se produce un intercambio de papeles y no es necesaria la delimitación de funciones.
   ☐ Verdadero
   ☐ Falso

9. El Libro de Incidencias es un documento en el que se plasma toda la información relevante ocurrida durante el día (anomalía, incidencia física, psicológica, etc.). Todos los profesionales de atención directa deben leer su contenido para estar informados de las novedades ocurridas durante su ausencia.
   ☐ Verdadero
   ☐ Falso

10. El cuestionario de Pfeiffer mide la capacidad funcional.
    ☐ Verdadero
    ☐ Falso

Monografías

ANNIE, T.; Marg F.; Sybil E. J.: *Terapia Ocupacional y disfunción física. Principios, técnicas y prácticas.* Ed. Elsevier Sciencie. 2003.

ANDRÉS, J. A. *Manual Básico de Atención Sanitaria Inmediata.* Editor: Morales I, Torres. 2003.

ARANCETA, I. *Nutrición comunitaria.* Masson Editorial. 2001.

ARTEAGA, M. L: *Habilidades de Autonomía personal y social.* Altamar Editorial. 2004.

BERMEJO GARCÍA, L. *Atención Sociosanitaria para personas mayores dependientes. Aplicaciones para el trabajo en equipo interdisciplinar.* Consulting Dovall. 1999.

BOTELLA, M. D.; CAMACHO, J. A.; HURTADO, A. I.; LÓPEZ, M. M. *Movilización y Aseo.* Albay Ediciones. 2009.

BUELA, G.; CABALLO, V. *Manual de Evaluación en Psicología clínica y de la Salud.* Siglo XXI Editores. 1996.

CABALLO, V. *Manual para la evaluación clínica de los trastornos psicológicos.* Ediciones Pirámide. 2005.

CAMACHO, J. A.; COLLADO, S.; SANTUY, M.V. *Higiene y Atención a Personas Dependientes.* Albay Ediciones. 2011.

CARLSON, N. R.: *Fisiología de la Conducta.* Barcelona. Ariel Neurociencia. 2003.

COLL, M. L. & MOGOLLO, A.: *Atención Sanitaria.* Altamar Editorial. 2006.

CONTEL, J. C.; GENE, J., PEYA, M. *Atención domiciliaria: organización y práctica.* Barcelona, Springer-Verlag Ibérica. 1999.

CRESPO, M., López, J. *El estrés en cuidadores de mayores dependientes.* Ediciones Pirámide. 2007.

DÍAZ, E.; REYES, R.; TELLO, M. J; Jiménez, P. *Necesidades Físicas y Psicosociales de colectivos específicos.* Altamar Editorial. 2006.

DÍAZ, M. E. y TELLO, M. J. *Apoyo Psicosocial.* Altamar Editorial. 2007.

DÍAZ, E.; REYES, R.; TELLO, M. J; Jiménez, P: *Características y necesidades de las personas en situación de dependencia.* Altamar Editorial. 2006.

DOMÍNGUEZ, C: *Los cuidados y la profesión enfermera en España.* Madrid. 1986.

FUNDACIÓN SAR & FUNDACIÓN AVEDIS DONABEDIAN. *Documentación clínico-asistencial para centros asistidos y sociosanitarios.* Herder. 2002.

FUNDACIÓN SAR & FUNDACIÓN AVEDIS DONABEDIAN. *Manual y protocolos asistenciales en residencias para personas mayores.* Herder. 2002.

GAVINO, A. *Tratamientos psicológicos y trastornos clínicos.* Pirámide Ediciones. 2004.

GIMÉNEZ, M. P.; Beltrán, L.; TORDERA, M. *Promoción de la salud y apoyo psicológico al paciente.* Altamar Editorial. 2006.

GONZALO, J., TORAL, I., RUIZ, C, MARTÍN F. J., MORALES, J. M.: *Estrategias de mejora de la atención domiciliaria en Andalucía.* Comisión para el Desarrollo de la Atención Enfermera en el Servicio Andaluz de Salud.

GRACIA, D. & JODEZ, 1: *Ética en la práctica clínica.* Triacastela Editorial. 2004.

GUTIÉRREZ, I.; SORRIBAS, M.; GIL, M.: *Metodología de la intervención Social.* Altamar Editorial. 2005.

LEÓN, J. M.: *Psicología de la salud y de la calidad de vida.* UOC Editorial. 2004.

MARRINER A. et al. *Modelo y teorías de Enfermería.* Barcelona. 1989.

MESA, P. J. & RODRÍGUEZ, J. R: *Manual de Psicopatología general.* Pirámide Ediciones. 2007.

NOYA, R. *Informe bibliográfico del código ético de la WFOT.* Terapia Ocupacional. 1993.

ORTEGA, A. *Anatomofisiología y patología básica.* Altamar Editorial. 2006.

ORTEGA, A. *Higiene del medio hospitalario y limpieza del material.* Altamar Editorial. 2006.

ORTEGA, A. *Higiene.* Altamar Editorial. 2007.

ORTEGA, A. *Primeros auxilios.* Altamar Editorial. 2008.,

ORTEGA, A. & PUIG, M. *Alimentación y nutrición familiar.* Altamar Editorial. 2007.

PAEZ, I. & VIVES, F.: *Psicofármacos.* JIMS S.A.

PALOMAR, M.; MUÑOZ, L.; ÑUS, R.; ARTEAGA, L. *Autonomía personal y salud.* 1996.

PIEDROLA, G. et al. *Medicina preventiva y social: Higiene y Sanidad. Ambiental* T.M.; Ediciones Armara; Madrid. 1982.

POLLO, R.: *Apoyo en la organización de intervenciones en el ámbito institucional.* Editorial: Ideas Propias. 2009.

POLONIO, B. *Terapia Ocupacional en Discapacitados Físicos.* Médica Panamericana Editorial. 2003.

SOCIEDAD ESPAÑOLA DE GERIATRÍA Y GERONTOLOGÍA. *Residencias para personas mayores. Manual de orientación.* SG Editores. 1995.

SORRIBAS, M. *Atención a las unidades de convivencia.* Altamar Editorial. 2004

SORRIBAS, M. & VILLUENDAS, C. *Apoyo Domiciliario.* Altamar Editorial. 2007.

SORRIBAS, M. & VILLUENDAS, C. *Planificación y control de las intervenciones.* Altamar Editorial. 2007.

TORRES, S. (Coord.): "Sistemas alternativos de comunicación". Manual de comunicación aumentativa y alternativa: sistemas y estrategias. Málaga: Aljibe. 2001.

VALMASEDA, M.: "Las personas con deficiencia auditiva". En M. A. Verdugo (Ed.). Personas con discapacidad. Perspectivas psicopedagógicas y rehabilitadoras. Madrid: Siglo XXI. 1995.

Textos electrónicos, bases de datos y programas informáticos

Centro de Intermediación Telefónica: http://www.seg-social.es/

Centro estatal de autonomía personal y ayudas técnicas: http://www.ceapat.org/

Centro IBM de Soporte a Minusvalías: http://www.ibm.es/

Legislación estatal

Ley Orgánica 15/1999, de 13 de diciembre, de Protección de Datos de Carácter Personal. BOE núm. 298, de 14 de diciembre de 1999.

Ley Orgánica 5/2002, de 19 de junio, de las Cualificaciones y de la Formación Profesional. BOE núm. 147, de 20 de junio de 2002.

Ley 41/2002, de 14 de noviembre, Básica Reguladora de la Autonomía del Paciente y de Derechos y Obligaciones en materia de Información y Documentación Clínica. BOE núm. 274, de 15 de noviembre de 2002.

Ley 16/2003, de 28 de mayo, de cohesión y calidad del Sistema Nacional de Salud. BOE núm. 128, de 29 de mayo de 2003.

Ley 39/2006 de Promoción de la Autonomía Personal y Atención a las personas en situación de dependencia. BOE núm. 299, de 15 de diciembre de 2006.

Real Decreto 504/2007, de 20 de abril, Anexo I. Baremo de Valoración de los Grados y Niveles de Dependencia (BVD) por el que se aprueba el baremo de valoración de la situación de dependencia establecido en la Ley 39/2006, de 14 de diciembre, de promoción de la autonomía personal y atención a las personas en situación de dependencia. BOE núm. 96, de 21 de abril de 2007.

Real Decreto 1720/2007, de 21 de diciembre, por el que se aprueba el Reglamento de desarrollo de la Ley Orgánica 15/1999, de 13 de diciembre, de protección de datos de carácter personal. BOE núm. 17, de 19 de enero de 2008.

Real Decreto1379/2008, de 1 de agosto, por el que se establecen dos certificados de profesionalidad de la familia profesional Servicios socioculturales y a la comunidad que se incluyen en el Repertorio Nacional de certificados de profesionalidad. BOE núm. 218, de 9 de septiembre de 2008.

Orden de 18 de enero de 1996 de desarrollo del Real Decreto 63/1995, de 20 de enero, para la regulación de la prestación ortoprotésica. BOE núm. 33, de 7 de febrero de 1996.

Resolución de 25 de abril de 2012, de la Dirección General de Empleo, por la que se registra y publica el VI Convenio colectivo marco estatal de servicios de atención a las personas dependientes y desarrollo de la promoción de la autonomía personal. BOE núm. 119, de 18 de mayo de 2012.